우리 몸속 물을 맑게 유지한다면,

그 어떤 병도 당신을 침범하지 못할 것입니다.

_____님께

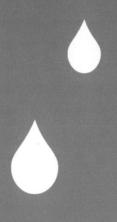

몸 의

교 감

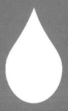

*

면역력 저하부터

불면증까지 수많은 병은

물의 정체에서 비롯된다

Golden Lotus

물!

과연 많이 마시는 것이 정답일까요?

적게 먹어도 감량이 안 된다면, 해결책은 바로 이것!

비염이 있는 자녀가 꼭 피해야 할 한 가지는?

집중 못 하는 아이. 과연 무엇이 문제일까요?

부모님의 우울증은 정신적인 문제가 아닙니다.

2부
자녀를 위해 꼭 알아야 할 건강 지혜

• • •

3부
부모님을 위해 알아야 할 건강 지혜

몸의

교
감

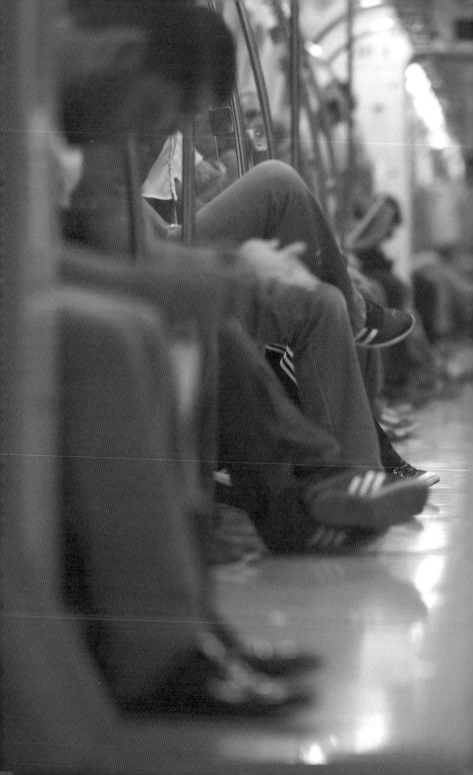

1부

과로하는 당신이
꼭 알아야 할 건강 지혜

1장
어지러움

물! 과연 많이 마시는 것이

정답일까요?

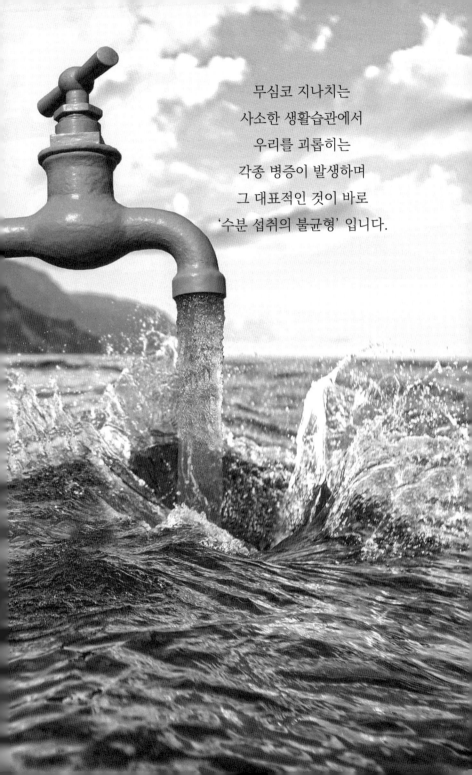

무심코 지나치는
사소한 생활습관에서
우리를 괴롭히는
각종 병증이 발생하며
그 대표적인 것이 바로
'수분 섭취의 불균형' 입니다.

몸의 홍수

우리 몸은 대부분 물로 이루어졌기에
건강을 위해서는 체액을 잘 다스려야 합니다.
하지만 우리 몸에 들어온 물은 수시로 정체되거나,
혹은 범람하여 홍수를 유발할 때도 있는데요.

한 예로 30대 직장여성이 만성피로와 소화불량을
호소합니다. 영양제를 복용해도 피로감은 여전하며
하루 한두 끼 식사량에도 불구하고 체중은 오히려
늘어나기 일쑤입니다.

과로한 탓인지 최근에는 귀가 먹먹하고 어지러울
때도 있는데요. 이 여성은 과연 무엇이 문제일까요?

이 여성의 위장은 마치 젖은 스펀지와 비슷합니다.
스펀지는 평소 건조한 상태를 유지해야 제 역할을
잘 해내듯, 위장 역시 축축한 환경을 싫어한답니다.

그러나 스펀지가 물을 한가득 머금고 축축해지면
물이 더는 흡수되지 못하고 넘쳐흐르는 것처럼,
위장에 물이 고이고 정체되면, 몸은 외부 음식을
받아들일 여유가 없어집니다. 특히 위장은 손발 및
얼굴과 깊이 연결되어 있으므로, 손발이 붓는 것도
당연한 결과입니다.

물의 범람을 해결하지 않으면 어지러움은 물론이고
부종이나 피로감 역시 계속될 수밖에 없답니다. 즉,
이 여성은 우선 몸속 홍수부터 해결하여야 합니다.

각자 가진 불꽃의 크기는 모두 다릅니다.

이 여성의 위장은 왜 젖은 스펀지처럼 변했을까요?

몸으로 유입되는 물은 인체가 지닌 강력한 불꽃에 의해 수증기로 변화하는데요. 이처럼 우리 몸으로 들어온 수분이, 각자 지닌 불꽃에 의해 수증기로 변화하는 과정을 '**기화 작용**'이라 합니다.

즉 체액은 몸의 불꽃에 의해 기화가 이루어신 후 주로 모공이나 호흡을 통해 수증기로 배출됩니다.

마치 물을 끓일 때 가스 불이 필요한 것처럼,

우리 몸에 들어온 물 역시 가스불을 필요로 합니다.

그런데 어떤 이유로 이 불꽃이 약해진 사람은,

몸에 들어온 물을 제대로 기화시키지 못하는데요.

이 여성 역시 근본 불꽃이 약해진 상태이기에 몸에

들어온 물을 제대로 기화시키지 못하는 상황입니다.

최근 '물을 많이 마시는 것이 건강에 좋다' 라는

고정 관념 때문에 하루 2L 이상 수분 섭취를 권장

하고 있지만, 아궁이의 불꽃이 쇠약해진 사람들에는

하루 2L의 물이 병의 원인이 될 수도 있답니다.

물이 빠져나가는 속도도 사람마다 다릅니다.

개인마다 가진 불꽃의 파워는 모두 다르고
그에 따른 물의 기화 속도도 각자 다르기에,
사람마다 물의 대사 속도 역시 차이가 납니다.

**이런 이유로, 남들보다 기화 작용이 느린 사람은
평상시 물을 즐겨 찾지 않는 경우가 많습니다.**
그러나 이런 사람이 건강을 위해 하루 2L 이상의
물을 억지로 마시게 되면, 그 물은 우리 몸 곳곳에
홍수를 유발할 수 있는데요.

만약 그 물이 정체됨을 넘어

머리 쪽으로 서서히 역류(逆流)하게 된다면,

이 사람에게는 과연 어떤 증상이 나타날까요?

어지러움

평소 건강에 별다른 문제가 없던 사람이
어느날 심해진 어지러움 때문에 고통을 호소합니다.

TV에서 물 섭취의 중요성에 대하여 언급되거나
수분 섭취를 강조하는 다이어트가 유행할 때면
급작스러운 어지러움으로 인해 정상적인 생활이
힘들어진 사람들을 자주 관찰할 수 있는데요.

원인 모를 어지러움과 두근거림이 걱정되어
뇌의 MRI도 찍어보고 귀 검사도 해봅니다.
각종 검사 결과, 어지러움이 나타난 원인은 바로
'이석증(耳石症)'이었습니다.

이석증(耳石症)이란,
귓속에서 균형 유지의 지렛대 역할을 하던 이석이
어떤 원인에 의해 자기 자리를 이탈한 후,
귓속을 돌아다니며 균형감각에 문제를 일으키는
병인데요.

이석증의 가장 흔한 원인이지만, 아직 우리에게 잘
알려지지 않았기에 더욱 위험한 요소! 그것은 바로
'적절하지 않은 수분 섭취'랍니다.

과한 수분 섭취는 이석증도 유발합니다.

본인의 기화 능력을 벗어난 수분 섭취는 이석증 및
울렁거림뿐만 아니라 '비염'이나 '관절염' 등 다양한
병증을 유발할 수 있는데요.

물이 몸에 들어왔다가 다시 빠져나가는 속도는
각자 몸의 여건과 상황에 따라 모두 다르지만
기화가 약한 사람이 하루 2L 이상의 물을 꾸준히
마시게 되면, 기화되지 못하고 범람한 체액(體液)이
귀나 뇌로 역류하는 경우가 발생한답니다.[1]

[1) 실세 임상에서 시술 빈도가 높은 '영계출감탕', '택사탕', '반하백출천마탕'과 같이
정체된 체액과 담음(痰飮) 해소의 효능 있는 처방이 이석증(양성돌발성 체위성현
훈) 완화에 유효한 것을 볼 수 있다. (동신대 한의대 안이비인후피부 과학 교실 및
세명대 한의대 연구논문)

이렇게 체액이 귀로 역류, 정체되면 귓속 전정기관 등의 압력을 상승시킬 수 있는데요. 이러한 귓속의 압력변화로 인해, 균형 유지에 지렛대 역할을 하는 이석이 본래 자리를 이탈하면 일시적 어지러움이 발생할 수 있답니다.

이런 상황에서 만약 내이의 압력변화를 유발할 수 있는 과로나 스트레스 등이 더해진다면, 어지러움은 더욱 심해질 수 있겠죠?

예전에는 기아와 과로가 이석증의 주원인이었다면, 현대사회 이석증은 주로 잘못된 수분 섭취로 인한 체액의 정체에서 비롯되는 경우가 많답니다.
그러므로 어지러움이 잦은 사람은 평소 물 섭취를 조금씩, 그리고 자주 해주시는 것이 좋습니다.

울렁거림

평소 몸이 차고 약간의 현기증이 있던 20대 여성이
운동을 시작한 후, 어느 날 갑자기 심한 어지러움과
울렁거림 증상이 발생하였습니다.
검사를 해보니 원인은 역시나 이석증입니다.
운동이 과했었나 생각하며 며칠 휴식을 취해보지만,
어지러움은 쉽게 줄어들지 않습니다.

**"혹시 어지러움이 심해지기 전,
평소보다 수분 섭취량을 늘리셨는지요?"**

"네. 원래는 물 잘 안 마시는데요.

최근에는 운동하며 냉수를 500lm씩 5번 마셨어요."

평상시 물을 많이 마시지 않는 편이거나
남들보다 땀의 배출량이 적은 사람은
원래 기화 속도가 느린 편이거나 혹은 몸속 어떤
원인에 의해 기화 작용이 약해진 상태입니다.

그런데도 무조건 하루 2L, 오전 냉수 2컵!
그렇게 물이 넘쳐 몸에 홍수가 나게 되면
어지러움이나 울렁거림, 이명뿐만 아니라 두통,
관절염, 방광염, 난소물혹까지 나타날 수 있습니다.
이들의 병명은 다르지만 사실 똑같은 병입니다.

여성은 과도했던 물 섭취량을 줄였습니다.
그러자 어지러움과 울렁거림도 서서히 줄어듭니다.

두근거림

이처럼 몸의 홍수로 인해 체액이 범람하거나
혹은 냉수를 과하게 마시게 되면 귀뿐만 아니라
위장과 심장에도 문제를 유발할 수 있습니다.

위장과 그 주변으로 체액이 고이게 되면
멀미하는 것처럼 속이 울렁거릴 수 있으며,
**체액이 심장으로 범람하면 심장의 규칙적인 박동을
방해하여 원인 미상의 두근거림(心悸)을 유발할 수
있습니다.**

평소 어지러움과 두근거림 증상이 반복되니
내 몸에 어떤 문제가 있는지 걱정이 되겠죠?

이런 경우 많은 사람이 심장병 환자가 되거나 혹은
'메니에르 증후군'²⁾이라는 병명을 진단받게 됩니다.

---

2) 급성 현기증을 일으키는 대표 질환으로 어지러움, 이명과 난청, 귀 충만감 등의
증상이 동반되는 내이(內耳) 관련 질환이다. '내 림프액의 흡수 장애'로 인해 발생
한 '내 림프수종'(endolymphatic hydrops)을 메니에르 증후군의 핵심 병리기전
으로 보고 있다.

메
니
에
르

이명이나 어지러움, 구토, 청력 이상 등이
동반되는 병을 메니에르 증후군이라고 부릅니다.

물이 귀로 역류하여 림프액이 정체되면 내이(內耳)
림프액에 압력을 상승시킬 수 있는데요. 이런 내이
압력변화로 인해 내이 림프액의 수종(水腫)이 발생하면
결과적으로 이명이나 어지러움, 청력 저하가 동반된
메니에르 증후군이 발생할 수 있답니다.

또 체액이 역류하면 심장에도 압박을 줄 수 있는데요
그 결과 심장 박동에 장애가 발생하며 두근거림이나 불안,
부정맥도 나타날 수 있습니다.

즉 메니에르 증후군이란 결과직 증상들을 총칭하는
것으로 사실 병의 근본적인 원인이 아니며 대부분
걱정하는 것처럼 그렇게 심각한 상황이 아닐 수도
있습니다.

그러나 몸이 힘들고 어지러운 상황에서
이와 같은 생소한 병까지 진단받게 되면
그 당사자는 매우 심각해질 수밖에 없겠죠?

건강 문제로 심각해지면 먹는 약이 늘어나게 되고
약이 증가할수록 마시는 물의 양 역시 늘어나기에,
우리는 기화 작용이란 개념을 꼭 이해하고 있어야
하겠습니다.

'하루 2L 물 마시기' 너무 얽매이지 마세요.

한 50대 여성은 이유 없이 나타난 두근거림과
어지러움으로 인해 일상생활이 힘들어졌습니다.

휴식을 취해도 어지러움은 해소되지 않았는데요.
최근에는 얼굴의 땀이 증가하고 수면에도 장애가
발생하였습니다. 겉으로 보면 불면증과 두한(頭汗)
증이 전혀 다른 병증이죠? 하지만 우리 몸을 이해
한다면 이들은 결국, 똑같은 병증이라는 것을 알 수
있답니다.

어떤 원인에 의해 몸에 체액이 정체되고 역류하면
머리로 올라간 물이 뇌를 압박, 자극하게 됩니다.
체액이 머리를 압박하게 되면 뇌가 불편해지며
두통이나 어지러움 등이 발생할 수 있습니다.

그 결과 우리 몸은 뇌의 압력을 낮추기 위하여
상승한 체액을 얼굴의 땀으로 배출하게 됩니다.
땀을 통해 물을 배출하지 않으면 뇌압이 높아지며
더 힘든 상황에 봉착할 수 있기 때문입니다.

메니에르 증후군 발생으로 고민이 많던 이 여성은
온수를 조금씩 나누어 마시기 시작하면서 극심했던
어지러움 역시 서서히 줄어들기 시작했습니다.

하루 1.5l ~ 2L의 물,
조금씩 나누어 마셔요

어느 날 우연히 TV에서 메니에르 증후군 환자가 땀을 흘리며 힘겹게 물을 마시는 모습을 봤습니다. 얼굴에서는 땀이 흐르고 소화기관에도 체액이 정체되어 물 마시는 모습이 매우 힘들어 보이는데요. '하루 2L 이상 수분 섭취!'라는 고정 관념 때문에 힘들어도 열심히 물을 마십니다. 그러나 이는 마치 홍수 난 곳에 물을 퍼붓는 것과 비슷한 상황이기에 위염, 불면, 두통 능을 유발하며 몸의 상황을 니옥 악화시킬 수 있답니다.

안타깝게도 고통만 가중되는 상황이죠?

체액의 기화는 신장과 폐를 중심으로 하여 비위나 자세 등과 깊이 연관되어 있기에, 모든 사람이 매일 2L 이상의 물을 섭취하기에는 한계가 있습니다.

주변에 혹시 메니에르 증후군 환자나 어지러움 및 두근거림이 잦은 사람이 있다면, 한 번에 많은 물을 섭취하지 말고 조금씩 나눠 마시라고 설명해주세요.

무심코 지나치는 사소한 습관에서 우리를 괴롭히는 각종 병이 나타나며 그 대표적인 것이 바로 '물 마시는 습관'이기 때문에, 수분 섭취의 중요성을 재차 강조하는 것입니다.

물론 수분 섭취가 메니에르 증후군의 근본 원인은 아닙니다. 아마 영양실조 같은 '부족함'이 원인인 사람도 있겠죠? 그러나 현대사회는 '과잉과 넘침'이 어지러움의 주요 원인 중 하나라는 것을 꼭 알고 계시기 바랍니다.

귀의 압력을 높이는 원인은 무엇일까?

이처럼 메니에르 증후군은 체액의 범람과 관련이
깊기 때문에 치료 시 이뇨제를 자주 사용하게 되는
데요. 이런 경우 체액을 배출해주는 이뇨제 복용이
이론상으로 볼 땐 적절한 치료 방법일 수 있습니다.
하지만 이뇨제 복용은 체액 대사의 중추적 기관인
신장기능에 부담을 줄 수도 있겠죠?

또한, 메니에르 증후군은 신장 기능뿐만 아니라
위장이나 폐가 약해져도 발생할 수 있습니다.

즉 신장이 약해서 홍수가 난 사람은 신장기능[3]을,
비위가 약해져 압력이 높아진 사람은 소화 기능을,
체액 오염으로 혈액이 탁해진 사람은 어혈 문제를,
자세에 불균형이 문제인 사람은 바른 자세 유지를
위해 노력하는 것이 메니에르 증후군을 해소하는
좋은 방법이 됩니다.
이런 상황에서 생활습관을 개선하지 않은 채,
스테로이드와 같은 약물치료에만 의지하면 뒷날
더욱 어려운 상황에 봉착할 수 있습니다.

이런 상황에서 우리가 우선시해야 할 것은 바로
'걷기'나 '온수 섭취', '유산소 운동' 등을 활용하여
본인의 기화 능력을 최대한 높여주는 노력입니다.

---

3) 한의학에서는 귀(耳)를 신장의 구멍이라고 했다.(腎開竅耳) 즉, 귀와 관련된 병증
은 신장기능과 밀접한 연관이 있다고 보며 실제 신장기능 저하로 인한 수분 대사 실
조는 '내이 수종' 및 메니에르 증후군 발생의 주요 원인이 될 수 있다.

온수를 즐깁시다.

사람마다 물이 빠지는 속도는 모두 다르기에 물을
잘 넣어준다는 것에 대한 정답은 없습니다.
단, 나이 들며 신뢰할 수 있는 한 가지 방법은
바로 〈온수를 조금씩, 그리고 자주 마시는 것!〉

수분이 부족해지면 건강에 문제가 나타나는 것처럼
몸에 물이 과잉되어도 문제가 발생할 수 있습니다.
그래서 물이란 많이 마시는 것보다 자기 몸에 맞게
잘 넣어주는 것이 더욱 중요하답니다.

그러므로 하루 2L의 물을 섭취한다고 하더라도
몸이 차가운 여성이나 40세가 넘은 사람은 되도록
온수를 조금씩, 그리고 자주 마셔주는 것이 체액의
정체로 인한 문제를 최소화하는 비결이 됩니다.

참고로 평소 소화력이 약해서 고생하시는 분들의
자세를 살펴보면 대부분 어깨를 안쪽으로 움츠리고
있음을 관찰할 수 있는데요.

기화 능력을 유지하기 위해서는 평소 어깨를 펴고
생활하는 것이 중요합니다. 어깨나 등이 굽게 되면,
신장기능에 문제가 없어도 기화 작용이
약해질 수 있기 때문입니다.

2장
다이어트

적게 먹어도 감량이 안 된다면

해결책은 바로 이것입니다!

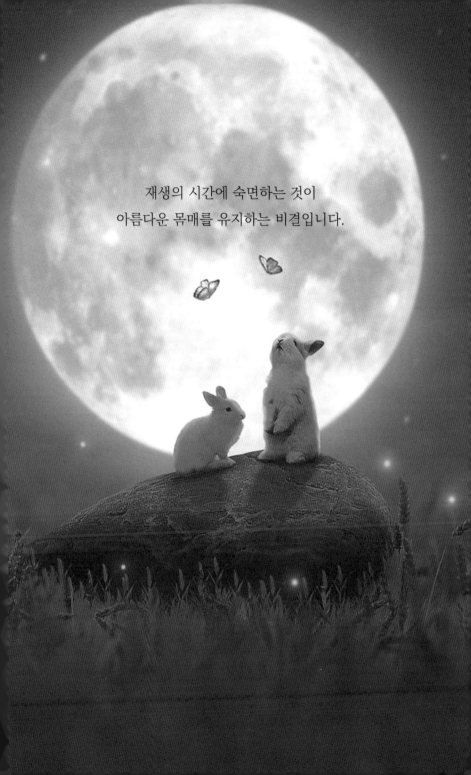

재생의 시간에 숙면하는 것이
아름다운 몸매를 유지하는 비결입니다.

명命
문門
화火

'과식 줄이기' '규칙적인 운동.'
이러한 기본 원칙들을 잘 지켜나감에도 불구하고,
조금만 방심하면 체중이 증가하는 사람이 있는데요.

남들처럼 삼시 세끼 챙겨 먹는 것도 아닙니다.
단지 하루 한두 끼 식사량에도 불구하고 오히려
체중은 늘어나니 참으로 기막힐 노릇입니다.
이런 유형의 사람들은 평소 적정 체중을 유지하는
것이 쉽지만은 않은데요.

특히 여성은 일생에서 크게 2번의 체중 상승기가
있는데, 바로 '출산'과 '갱년기'입니다.

출산 후나 갱년기에는 평소와 똑같이 생활하여도
뱃살은 증가하고 체중 감량은 더욱 힘들어집니다.
이렇게 출산 후나 갱년기에 체중이 증가하는 것은
대부분의 사람들에게 동반되는 평범한 현상입니다.
그런데 평소 체중이 쉽게 증가하는 사람들은
젊은 시기에도 다른 사람의 갱년기와 비슷하기에,
평소 적정 체중을 유지하는 것이 참 어렵답니다.

남보다 많이 먹지 않는데도 불구하고 체중 유지가
쉽지 않으니, 힘든 다이어트를 통해 5~6kg를 감량해도
원래 체중으로 복귀하는 것은 금방입니다.

이와 같은 사람들은 평소 어떻게 생활하여야
적정 체중을 유지해나갈 수 있을까요?

명문화(命門火)의 불꽃, 꺼뜨리면 안 됩니다.

불이 활활 타오른 아궁이에는 젖은 걸레를 넣어도
불이 꺼지진 않을 겁니다. 그러나 만약 불꽃이 약한
아궁이에 축축한 걸레를 넣는다면 어떻게 될까요?
아마 불꽃은 꺼져버리고, 타다가 남은 걸레는 아마
찌꺼기로 남게 될 것입니다.

우리 몸도 이와 마찬가지입니다.
기화 작용에 부담을 술 수 있는 가공식품과 지나친
음료를 즐기며 평소 몸의 불꽃을 계속 꺼뜨린다면,

그 음식은 그저 몸을 망치는 독소와 찌꺼기가 되어
비만 및 각종 병증의 원인으로 작용할 것입니다.

건강을 위해서는 불꽃이 잘 유지되어야 하겠죠?
이와 같은 우리 몸의 불꽃을 '명문화'라 부릅니다.
명문화란 몸의 근본 양기(陽氣)의 개념으로 아랫배
단전의 기운이나 정력과도 관련이 깊으며 다양한
효소의 활동 및 세포의 ATP 효율과도 아주 깊은
관련이 있답니다.

마치 불꽃에 찬물을 부으면 불꽃이 꺼져버리듯,
냉수는 우리의 소중한 명문화를 약하게 만듭니다.
특히 오랜 기간 냉수를 즐기면 명문화와 기화 능력이
크게 약화되기 때문에 결국 기초대사량까지 저하될 수
있음을 꼭 명심하세요.

온수로 날씬한 몸매를 유지하세요.

매번 다이어트에 실패하던 한 여성.
이번에는 수분 섭취를 냉수에서 온수로 바꿔주고
평소보다 운동량을 조금 늘렸을 뿐인데, 80kg였던
몸무게가 약 4개월 뒤 63kg가 되고 오랜 비염과
감기 증상도 많이 줄어들었습니다.

오랜 냉수 섭취로 체내 기화 속도가 느려지게 되면
다른 사람들이 물 2컵을 기화, 대사 시킬 시간에
정작 본인은 물 1컵도 쉽게 대사시키지 못합니다.

먼저 마신 물 1컵이 아직 몸에 정체되어 있기에
물을 2컵 마시게 되면 여분의 물이 몸에 쌓이므로
마치 체중이 늘어나는 것처럼 느껴집니다.
이런 이유로 기화 작용에 부담을 주는 냉수섭취는
체중 감량에 큰 방해가 될 수 있습니다.

**반대로 온수는 명문화의 불꽃을 꺼뜨리지 않고
기화 작용에 부담을 주지 않으므로 체중 유지에 큰
도움이 될 수 있습니다.**

예전에 어떤 남자 가수분이 온수 섭취를 중점으로
체중을 30k나를 감량했다는 뉴스를 봤는데요.
이는 누구나 실현 가능한 이야기랍니다.

자연음식

명문화를 양호하게 유지하기 위해서는 기화 작용에 방해가 되는 음식을 최대한 피해야 하는데요. 특히 중요한 것은 신장기능을 손상하는 음식의 섭취를 줄여주는 것입니다. 왜냐하면, 명문화란 신장기능과 깊은 연관이 있기 때문입니다.

특히 신장이 싫어하는 백설탕과 밀가루를 즐기면 소식도, 꾸준한 운동도 대부분 무용지물이 됩니다. 마치 밑 빠진 독에 물 붓는 상황입니다.

기화 작용을 잘 유지하기 위해서는
평소 신장이 좋아하는 음식을 즐기고
신장이 싫어하는 음식은 최대한 멀리해야 합니다.

눈앞에 있는 과자나 빵을 두고 토마토나 검은콩을
먹는다는 것은 참 어려운 일입니다. 그러나 건강을
위해 먹는 음식이 오히려 내 몸을 병들게 만드는
상황은 최대한 피해야겠죠?

신장이 좋아하는 음식을 즐기세요.

신장이 싫어하는 음식은 마치 도둑과 같습니다.
그런 음식이 우리 몸에 들어오면 소중한 미네랄과
비타민을 빼앗겨버리기에, 다음 날 오히려 과식의
확률을 높이게 되는데요. 이는 마치 회식한 다음 날
밥이 더 당기는 상황과 비슷합니다.

이렇게 신장이 약해져 체액 농도가 균형을 잃으면
배가 허전해지며 쉽게 먹을 수 있는 음식에 손이
가게 됩니다. 이때, 말초만 자극하는 가공 음식을

즐기게 되면 뒷날 우리는 만성피로로 힘든 나날을
보내게 될 것이며, 시멘트처럼 굳어버린 지방들을
녹이기 위해 아주 큰 희생을 치를 수도 있습니다.

즉, 체액 농도 불균형으로 인해 입이 허전할 때는,
인스턴트 음식 대신 검은콩이나 토마토, 고구마와
같은 자연 음식을 섭취하여야 합니다.
그때 손이 가는 대로 놔두면 안 됩니다. 그냥 두면
평생 나를 괴롭히는 굳은 지방이 만들어지니까요.

"자연음식과 온수를 즐겨봅시다"
〈자연 음식과 온수〉 이 간단한 두 요소가 훗날,
우리에게 날씬하고 건강한 몸을 선물할 것입니다.

잘 넣고 잘 돌리고 잘 빼야 합니다.

우리는 평소 자연 음식과 온수 섭취를 습관화하여
기화 능력이 약해지지 않도록 노력해야 합니다.

기화 작용이 약해져 체내에 탁한 물질이 증가하면
몸의 일부가 막히고 터지거나 변질될 수도 있겠죠?

찌꺼기가 가득 차면 고혈압, 당뇨, 고지혈증이 되고
노폐물 쌓여 한쪽이 막히면 뇌경색, 협심증이 되며
터지면 뇌출혈, 세포가 변질하면 암(癌)이 됩니다.

또한, 체액이 정체되며 탁해지면 가래 같은 물질이 늘어나는데, 그것을 '담음'(痰飮)이라고 한답니다. 담음이 가득한 사람은 당뇨나 고혈압 같은 성인병 발생률이 높아지는 것은 물론이고, 탁한 체액 환경으로 인해 각종 바이러스와 세균의 공격에 취약해질 수 있으므로, 감기와 염증 역시 수시로 표출될 수 있습니다.

독감 및 유행성 전염병 환자의 경우를 보면 변질된 체액이 폐에 가득 고여있는 경우가 많다고 하듯, 물의 정체와 그로 인한 체액의 오염은 면역을 약화하는 중요한 원인이 된답니다.

체액의 오염과 정체를 최소화하기 위해서는
들어오는 것을 최대한 기화, 연소시켜야 합니다.
즉 명문화를 높여 몸을 깨끗하게 청소해주는 것이
감기뿐만 아니라 각종 만성병 예방의 비결입니다.

재
생
수
면

아궁이를 깨끗이 청소하여 명문화와 기화 능력을
살려주면 건강한 몸매는 부수적으로 따라오는데요.
이를 위한 생활 속 비결은 바로 '청소 시간 활용'이며
청소 시간이란 바로 '수면'을 의미합니다.

몸은 수면을 통해 세균과 바이러스는 물론이고
쓸모없는 지방과 염증도 깨끗하게 청소해줍니다.
또한, 성호르몬의 활성화로 젊음도 유지된답니다.

반면, 수면이 불량하면 식욕 억제도 쉽지 않습니다.

수면이 부족하면 우리 몸은 마치 출산 후나

사정(射精)한 후와 같이 신장기능이 쇠약해지며

일시적으로 '허증'(虛症) 상태에 돌입하게 되는데요.

그 결과, 식욕을 억제해주는 호르몬은 줄어들고

식욕을 높여주는 호르몬의 분비가 늘어나게 되므로

자연식과 소식을 유지하는 것이 매우 어려워집니다.

즉 건강한 몸매를 유지하기 위해서는 평소 수면을

잘 활용하는 것이 굉장히 중요합니다. 그럼 과연

언제, 또 어떻게 잠자는 것이 건강 및 체중 유지에

도움을 줄까요?

재생 수면, 내 몸을 되살리는 소중한 시간

밤 10부터 새벽 4시! 그 시간이 바로 몸의 청소와 정화가 이루어지는 〈재생의 시간〉이므로, 우리는 이 시간을 최대한 활용하여야 합니다.

재생의 시간이 다가오면 반신욕[4]이나 발끝 치기를 통해 신장으로 가는 통로를 넓혀준 후, 공복 상태로 숙면해주면 몸의 재생이 효율적으로 이루어집니다.

---

4) 여건상 반신욕이 불가능한 사람은 취침 시 누운 상태로 '발끝치기 운동' 5분을 해주면 반신욕을 대체할 수 있다. 발끝치기 운동은 일지 선생의 단월드 등, 다양한 기관에서 유용한 건강법으로 소개되고 있다.

저녁에는 몸을 비운 후 공복 상태로 수면합시다.

면역세포도 청소 시간에는 배가 좀 고파야 합니다.

그래야 자신의 먹잇감인 염증, 암세포, 바이러스들을

열심히 찾아 먹고 지방도 불태우니까요.

반신욕이나 발끝 치기 후 빈속에 잠을 자면 됩니다.

그 뒤에는 우리 몸이 스스로 청소하고 재생합니다.

개인마다 적합한 수면시간을 활용해도 좋습니다만,

되도록 밤 10시에서 새벽 4시 사이를 최대한 활용하기

바랍니다. 그때가 바로, 몸에 쌓여있던 각종 독소와

지방이 청소되는 최적의 시간대이기 때문입니다.

면역력을 위해 값비싼 약을 먹을 일도 줄어듭니다.

재생 수면을 통해 각종 바이러스를 이겨낼 수 있는

내 몸의 명문화는 점점 더 커지고 있으니까요.

재생 수면! 나이, 경제력에 상관없이 누구나 쉽고

공평하게 누릴 수 있는 최고의 건강법입니다.

수면은 몸을 재생하는 소중한 시간입니다

최근 많은 사람을 괴롭히는 고지혈증이나 고혈압,
당뇨 등은 혈액과 림프액의 오염에서 비롯됩니다.
이런 상황에서 야식 및 과음을 지속하면, 노폐물이
축적되며 혈관은 막히고 세포는 점점 변질되겠죠?

이와 반대로 재생 수면을 정기적으로 실시해주면
몸에 쌓여있던 담음이나 혈전, 염증과 암세포 같은
노폐물이 깨끗하게 청소되며 자연스레 기와 능력노
회복될 것입니다.

이처럼 재생 수면은 감기나 염증 발생뿐만 아니라, 심혈관계 질환이나 암, 치매 같은 중병까지 예방해 주는 최고의 건강 수단이 된답니다.

아침, 점심 두 끼는 자연 음식을 즐긴 후 저녁에는 '반신욕'이나 '발끝 치기운동' 후 취침에 듭니다. 이렇게 재생 시간을 통해 몸의 청소를 활성화하면 매일 자연스러운 다이어트가 이루어집니다.

〈재생 수면!〉 감량을 위해서는 일주일에 4~5일, 체중 유지를 위해서는 일주일에 2일을 추천합니다.

부작용 없는 최고의 다이어트 약을, 젊음과 활력 선물하는 자연산 성호르몬을, 매일 공짜로 선물 받을 수 있는 비결입니다.

3장
순 환

갑자기 정신이 혼미하다면?

이것이 원인일 수 있습니다.

공식 사인(死因)은
뇌졸중이나 심장마비지만,

진짜 사인(死因)은 바로
몸의 상황에 맞지 않게 들어간
음식 때문입니다.

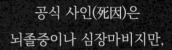

잘
넣
기

공복 수면을 통한 **'간헐적인 단식'**은,

탁한 체액을 정화하고 세포를 맑게 만들어줍니다.

마치 노폐물이 가득한 아궁이가 깨끗하게 청소되면

불꽃이 활활 타오르며 열효율이 높아지듯

우리 몸의 열효율 역시 양호해지게 됩니다.

우리 몸의 열효율이 높아진다는 것은,

명문화와 기화 작용이 살아남을 의미합니다.

그러나 '간헐적 단식' 후 주의할 사항이 있는데요.

단식 후 빈속에 음식을 급히 섭취하는 것,
특히 그중에서도 주의해야 할 사항은 바로
추운 곳에 머문 후 빈속에 급히 식사하는 것입니다.

추운 장소에 오랜 시간 미문 후
내 몸의 기화 능력이 쇠약해진 상태에서,
소화에 부담이 되는 음식을 급하게 먹는 것은
한순간에 건강을 잃을 수 있는 위험한 행위랍니다.

추운 날 공복 시 과식을 조심하세요.

오래전 한 연예인이 추운 곳에서 장시간 촬영 후
회식 자리에서 갑자기 의식을 잃고 사망하였다는
뉴스를 보았습니다.

추운 장소에 오래 머무르면 명문화와 기화 능력이
약해지게 됩니다. 이런 상황에서 소화에 부담되는
음식이 위장으로 급히 들어가면, 몸은 일순간 많은
혈액을 위장으로 집중시키게 되는데요. 이때, 뇌의

혈액도 일순간 위장으로 쏠리며 뇌혈관에 부담을
주게 됩니다. 또한 '위장과 심장' 사이의 체액 순환에도
심한 정체를 유발할 수 있는데요.

마치 아궁이의 불꽃이 강할 때는 찬물을 좀 부어도
불이 꺼질 염려가 없겠지만 불꽃이 미미할 때는
찬물 한 컵에도 불꽃이 꺼지는 것과 비슷합니다.

평소 같았으면 몸이 이를 극복할 수 있었겠지만,
지금은 오랜 추위로 인하여 심장 박동은 다운되고
명문화의 불꽃은 약해진 상황입니다. 이런 상태에서
소화에 부담을 주는 음식을 급하게 먹으면
심장과 뇌가 일시적 공황 상태에 빠질 수 있습니다.

사인은 뇌졸중이나 심장마비로 발표되겠지만
사실, 몸의 상황을 배려하지 않은 음식물 섭취가
진정한 범인일 수 있습니다

위장도 준비운동이 필요합니다.

〈빈속〉 + 〈추운 곳〉 + 〈일시적 수면 부족〉
이 세 가지 요소가 겹친 상태에서 회식이 있다면,
따뜻한 국이나 죽 등으로 꼭 워밍업을 해주세요.
사소해 보이지만 우리의 생명을 지켜주는 중요한
준비운동이 됩니다.

어린 자녀들도 마찬가지입니다. 추운 물속에서 오랜
시간 동안 놀다가, 배가 고프나고 해시 소화에 부담
되는 음식이나 찬 음료를 급히 먹으면 안 되겠죠?

이런 상황에서 찬 음료를 급히 마시는 것은
기화 작용과 심장 박동을 약화해 체액의 정체를
유발하므로 비염이나 복통, 두통, 구토 발열 등의
원인이 될 수 있답니다.

그러므로 주위의 가족이나 친구가
'차가운 몸 + 공복 상태' 인 상황에서 음식을 급히
먹으려 한다면 이 내용을 꼭 설명해 주세요.

과음, 과식 후 곧바로 잠자리에 들지 마세요.

휴일이면 야외에서 캠핑하는 것이 유행인데요.
육체와 정신건강에 매우 유익한 취미활동이지만,
한 가지 조심해야 할 사항이 있습니다.

기온 차가 큰 야외에서 과음, 과식 후 곧바로 취침
하는 것은 위장과 심장의 체액 순환에 장애를 유발
하고 심장 박동에도 부담을 줄 수 있답니다. 또한,
야간은 기화 작용이 가장 약해지는 시간네이므로
취침 직전 위장에 음식을 가득 채우게 되면,

수면 시 체액이 역상하며 호흡을 방해할 수 있고
나트륨 과잉 등 체액의 농도 불균형으로 인해 뇌압
상승과 심장 기능의 장애를 유발할 수도 있습니다.

물론 실내 공간이라면 그 위험성이 많이 줄겠지만,
기온차가 큰 야외에서는 취침 전 과음, 과식이 기화
작용을 약화하고 체액 순환에 장애를 유발하기에
심장에 적지 않은 부담을 줄 수 있습니다.[5]

**그러므로 기온차가 큰 산속에서는 과음, 과식 후
곧바로 취침하는 것을 주의하여야 한답니다.**

---

5) 정체된 기혈을 순환시키는 '청심환', '소합향원' 등의 생약 처방이 심장 기능에 관련
된 응급상황에서부터 '급체'(急滯)및 소화불량 등에 대중적으로 사용된 이유다. 최
근에 이와 유사한 병리적 증상을 '휴일 심장증후군'(Holiday heart syndrome,
HHS)이라 명칭하고 있다. (휴일 동안 알코올 및 고열량 음식을 과도하게 섭취하여
부정맥 같은 심장에 이상 증상이 발생하는 것을 지칭함.)

명문화가 타오를 시간을 배려해주세요.

각종 치료 시 마취나 항생제의 도움이 필요할 때도 많습니다. 그러나 마취제나 항생제가 많이 투여된 날에는 기화 및 체액 순환이 일시적으로 약해질 수 있습니다. 그러므로 이런 치료를 병행하는 시기에는 음식물 섭취를 평소보다 조금 적게, 그리고 천천히 하는 것이 좋습니다.

한 예로 60대 건강한 남성이 연속된 마취 시료 후 평소대로 많은 수분을 섭취하였는데요.

결국, 다음날 아침 심한 어지러움으로 인해 병원에
입원하게 되었습니다.

기화 능력이 다시 회복될 때까지는
내 몸의 상황을 어느 정도 이해해 줄 수 있는
'몸의 교감'능력이 필요합니다.

**우리 몸은 종종 명문화의 불꽃을 되살릴 수 있는
시간적 배려를 원한답니다.**

계류유산

위장과 자궁은 아주 밀접하게 연결되어 있습니다.
즉 위장기능이 약하면 자궁도 불안정해지는 경우가
많은데요.

한 예로 과식으로 인해 위장에 물이 넘치게 되면
그 물은 아래쪽 자궁으로도 흘러넘치게 됩니다.
자궁에 물이 고이면 분비물의 배출도 증가하겠죠?
이처럼 여성 분비물 과다증인 '대하증'(帶下) 역시
식생활 및 체액 정체와 깊은 연관이 있답니다.

몸의 불균형으로 인해 위장의 운동력이 약하고
내장이 자궁으로 밀려 내려와 기화 작용이 약해진
여성은 분비물 과다[6] 뿐만 아니라 자궁 조직이나
난소에도 혹이 쉽게 발생할 수 있습니다.

이처럼 위장과 자궁은 밀접한 연관이 있기에
임산부가 불규칙한 식생활을 반복하게 되면
자궁에 착상한 태아 역시 불안정해지게 됩니다.

**이런 이유로 우리는 임신 초기,
'음식 섭취와 자궁의 관계'를 알고 있어야 합니다.**

---

6) 내하증(帶下症)이라고 한다. 여성의 대하증은 소화 기능 및 신장기능과 밀접한 연
   관이 있다.

위장에 범람한 물은 자궁으로 흘러갑니다.

임신 초기, 산모의 과도한 음식 섭취는
태아의 건강에 부정적인 영향을 미칠 수 있습니다.

상식적으로 생각하면 임신 초기에는 음식을 많이
먹어줘야 태아도 쑥쑥 클 건데, 오히려 음식 섭취를
조심하라고 하니 좀 의아할 수 있는데요.

갓 수정된 자궁 속 태아(수정란)는 자신의 안전한
보금자리를 만들기 위해 열심히 노력하게 됩니다.

그러나 수정 직후 임신 초기에는 태아가 아직 자궁에서 완벽히 자리 잡지 못했기에, 조금은 불안정한 상태에 놓이게 됩니다.

마치 밭에 모종을 심은 직후와 비슷합니다.
아직 연약하죠? 제대로 정착하지 못한 상태입니다.

이럴 때 만약 모종을 심하게 흔들거나 물을 과하게 부어버린다면 모종은 과연 어떻게 될까요?

임신 초기, 구역질 좋지 않은 현상일까요?

폭식, 야식으로 인해 위장에 넘친 체액은 아래쪽
자궁으로 범람하여 자궁 내 압력을 높이게 됩니다.
자궁에 뿌리를 내리기 위해 애쓰던 태아에게는
이 상황이 마치 거대한 홍수처럼 느껴진답니다.

마치 갓 심은 모종에 물을 한가득 쏟는 것처럼,
아직 자궁벽 깊숙하게 자리 잡지 못한 태아에게는
이런 물의 범람이 생명의 위협이 될 수도 있습니다.

또한, 임신 초기 심한 과식은 혈액을 일순간 위장에
집중시켜 태아에게 공급될 혈액과 산소를 부족하게
만들기 때문에 태아의 생명에도 큰 위협이 될 수
있습니다.

과도한 체액이 거대한 홍수처럼 밀려오는 동시에,
오히려 생명 유지에 필요한 혈액과 산소의 공급은
급격하게 줄어드니, 태아는 엄마의 과식을 그렇게
반가워하진 않는답니다. 그 상황을 계속 방치하면
태아가 엄마 자궁에서 떨어질 수 있기 때문입니다.
이렇게 아기는 '계류유산'[7]의 위기에 봉착했습니다.

이러한 이유로 인해,
태아는 아주 중대한 결심을 하게 되는데요.

---

7) 임신 초기에는 체액 속 각종 면역세포 농도 균형이 태아의 생명 유지에 중요하다.
그러나 부적절한 식생활로 체액이 탁해지면 염증 관련 수치가 높아지게 되는데, 이
는 임신 초기 유산을 유발하는 원인이 될 수 있다.

임산부의 입덧은
아이가 살기 위한 노력입니다.

태아는 자궁 속 안전한 착상을 위하여
엄마가 음식을 먹지 못하도록 만들어버립니다.
그럼 엄마는 구역질하며 음식을 피하게 되는데요.

특히 태아에게 불필요한 술, 약 등을 먹으려 하면,
아기는 엄마가 입덧을 하도록 유도합니다.
구역질하며 밥도 못 먹는 엄마를 보면 아기 역시
미안한 마음이 들겠지만 미안함은 잠시일 뿐입니다.

얼마 뒤 태아가 뿌리면 탄탄히 내리면 그때부터는
엄마의 구역질을 식욕으로 바꿔주니까요.
아기가 자궁에 잘 정착하였기에, 그때부터는 엄마가
과식을 하더라도 태아는 쉽게 흔들리지 않습니다.

물론 타고 난 기화 작용이 양호한 여성이라면
이런 상황을 크게 걱정할 필요가 없습니다만,
명문화가 약해 평소 소화력이 약하거나 아랫배와
손발이 냉한 여성이라면, 임신 초기 이를 인지하고
주의하는 것이 태아의 건강에 도움이 된답니다.

**수정 직후 임신 초기에는 되도록 과식이나 야식 및
산화된 음식 섭취를 피해주는 것이 '계류 유산'[8]을
예방하는 비결임을 주변에 널리 알려주세요.**

---

8) 한의학에서 자궁과 비위(脾胃)는 깊은 연관이 있다고 본다. 이런 이유로 인해 비위
   기능을 돕는 백출이나 사인, 생강등의 약초가 예로부터 안태(安胎) 및 유산방지의
   목적으로 자주 사용되었다.

잘 돌리기

보통 임산부 역시 음식을 한 번에 많이 먹기보단
적당한 양을 자주 섭취하는 것이 태아에 좋습니다.

특히 음식을 먹은 후 일정 시간 걸어주는 것은
명문화와 기화 작용을 유지하는 쉬운 방법이기에
체력이 된다면 식후 적당한 산책을 즐기는 것도
산부와 아이의 건강에 작은 도움이 될 수 있습니다.

하지만 과식 후 앉아있는 생활을 오래 하면,
근육이 굳고 오장육부의 기능이 떨어지며
변질된 체액인 담음(痰飮)이 많이 생성되게 됩니다.

이런 비정상적 체액이 몸에 많아지게 되면
마치 찌꺼기 가득한 아궁이의 불꽃이 꺼지듯,
우리 몸의 명문화 역시 점차 쇠약해지게 되는데요.
그렇게 명문화의 불꽃이 서서히 약해진 사람은
비록 체격이 크고 몸에 열이 많은 것처럼 보여도
실제로는 추위에 굉장히 취약하고, 조금만 활동해도
금세 피로를 느끼게 된답니다.

**그러므로 식사 후, 바로 앉거나 눕지 말고 적당히
걷고 몸을 움직여주는 것이 체액 정체를 예방하고
산모와 태아의 건강을 지키는 비결이 됩니다.**

잘 돌리기 위한 생활습관

담음과 어혈 같은 노폐물 생성을 줄이기 위해서는
우선 과식을 줄여주는 것이 우선이겠죠?
포만감 기준으로 70% 정도의 식사가 무난합니다.
그리고 음식을 급히 넣으면 노폐물이 많아지므로
최소 30번 이상은 씹고 넘겨야 합니다.

이렇게 평상시 자연 음식을 잘 넣어주는 동시에
체액의 오염을 방지하기 위해서는 식사 전후로
아래의 4가지 요소를 습관화하는 것이 좋은데요.

1. 취침 3시간 전에는 음식 섭취를 피합니다.

2. 식후에는 바로 앉거나 눕지 말고 산책을 합니다.

3. 식사 시 어깨와 허리를 움츠리지 않습니다.

4. 공복에는 속을 따뜻하게 하는 온수를 즐깁니다.

위 4가지는 기화 작용을 양호하게 유지해주는
가장 기본적인 생활 요소가 되겠습니다.

이런 생활습관으로도 회복이 쉽지 않을 때 비로소
담음이나 위장의 나쁜 수분을 처리하는 처방 및
명문화를 되살려주는 처방을 활용하게 됩니다.

하지만 이런 약들도 보조적인 수단에 불과합니다.
중요한 것은 바로 평소 생활습관을 통해 명문화와
기화 작용을 양호하게 유지해주는 것이랍니다.

음식 투정은 건강에 해롭습니다.

엄마나 아내가 만든 음식을 앞에 두고
반찬 투정을 하는 사람이 주변에 있나요?

음식물 소화의 기본은 기화와 순환입니다.
그러나 부정적인 감정은 모세혈관을 움츠리고
위장, 간장으로의 기혈 순환을 방해하게 됩니다.
그런데 밥상에서 부정적인 감정을 발산하여
간과 위장의 기혈 순환을 반복적으로 정체시키면
결국, 신체 중 가장 취약한 부위가 막히게 됩니다.

그래서 마음이 체하면 결국 몸이 체하게 되고
몸이 체하면 외부에서 유입되는 맑은 기운이 소통
되지 못하기에 결국 체액이 정체되고 변질합니다.

그래서 음식 투정은 그 사람의 건강과 인생의 운을
꽉 막히게 하는 지름길이 되지만, **식사 전 감사한
마음을 전하는 진실한 기도는 자신과 더불어 주변
까지 이롭게 하는 좋은 수단이 될 수 있습니다.**

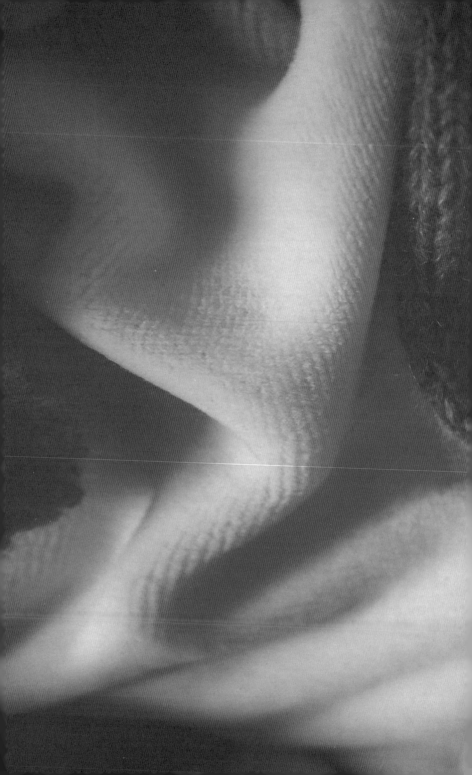

2부

자녀를 위해 꼭

알아야 할 건강 지혜

4장
아이 비염

비염이 있는 자녀가

꼭 피해야 할 한 가지는?

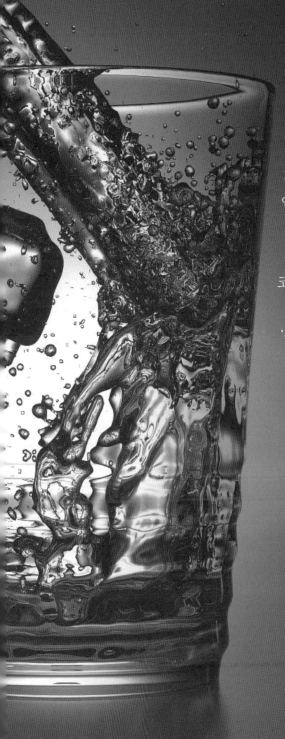

우리 몸의 물이
기화되지 못하면
액체 상태 그대로
배출되는데요.

코로 흐르면 '비염'
귀로 넘어가면
'삼출성 중이염'이
됩니다.

비
염

"모닥불 피워놓고 마주 앉아서 우리들의~♬"
친구들과 오붓하게 이야기를 시작하려는 순간,
술에 취한 한 친구가 막 타오르는 모닥불에
차가운 맥주를 콸콸 쏟으며 불을 꺼버린다면?
아마, 이야기는 시작하기도 전에 끝날 수 있습니다.

우리 몸의 명문화는 새벽에 가장 낮아집니다.
그리고 동이 트기 전, 몸은 서서히 불꽃을 피우기
시작합니다.

마치 장작불이 서서히 타오르듯,

몸은 그렇게 명문화의 불꽃을 피우기 시작합니다.

하루를 시작하기 위한 우리 몸의 예열과정입니다.

아침 냉수, 생명의 불꽃을 꺼버립니다

몸의 불꽃이 살아나는 바로 그 순간,
냉장고나 정수기의 차가운 물을 마셔버리면
타오르던 장작불이 갑자기 꺼져버리듯,
우리 몸의 명문화 역시 꺼져버리게 됩니다.

한의학에서 아주 중요하게 여기는 명문화란
생명을 유지하는 근본 양기(陽氣)로써 인체 항상성
유지를 위해 다양한 업무를 수행하는데요. 그 중,
우리 몸이 가장 우선시하는 기능 중 하나가 바로

체내로 유입되는 액체를 수증기로 변화시켜주는
'기화 작용'이며, 특히 이는 자녀들의 건강 유지에
중요한 역할을 담당한답니다.

기화되지 못한 물은?

우리 몸속으로 유입된 물은 명문화의 불꽃에 의해
수증기로 기화된 후 주로 코나 피부 모공을 통해
배출됩니다. 그러나 오장육부가 미성숙한 어린이나
명문화의 불꽃이 약해진 사람은 몸에 들어온 물을
제대로 기화시키지 못합니다.

이렇게 수증기로 변신한 후 배출되어야 할 체액 중,
기화되지 못한 물은 몸 곳곳에 정체되어 변질되고
일부는 액체 상태 그대로 배출되게 되는데요.

넘치는 물은 '이목구비'(耳目口鼻),
몸의 구멍 어디로든 흘러나올 수 있습니다.

물이 폐(肺)의 구멍인 코로 흐르면 콧물이 되고
눈으로 흘러가면 눈물이 되겠죠? 특히 기화 작용은
우리 몸의 폐장에서 아주 중점적으로 이루어집니다.

이런 이유로 기화의 힘이 약해지게 되면
물은 주로 폐장의 통로인 콧구멍으로 흘러넘치는
경우가 많은데요.

우리는 이를 보고 흔히 '비염'이라고 부릅니다.

물이 귀로 흐르면 삼출성 중이염이 됩니다.

폐는 물의 흐름을 조절하는 핵심 기관이라고 하여
예로부터 **통조수도**[9]의 기관이라고 말했듯,
수분 흐름을 관리하는 폐의 기화 작용이 약해지면
폐의 수분이 정체되며 체액이 변질하기에, 폐 역시
세균과 바이러스의 온상지로 변화할 수 있습니다.

물은 흐르지 않고 고이면 탁해집니다.
물이 코와 기관지 곳곳에 오래 정체되면 잠잠하던
바이러스나 세균이 기지개를 켜고 활동을 합니다.

---

9) 통조수도(通調水道)란, 폐(肺)가 수액(水液)의 대사를 조절한다는 한방 생리이
론이다.

결과적으로 코나 기관지에 염증이 생기고 세균이나 바이러스가 번식할 수 있습니다. 즉 비염은 콧물의 근본적인 원인이 아니라 결과에 가깝습니다.

또한, 넘치는 물은 코뿐만 아니라 귀로도 흘러갈 수 있는데요. 귀에 정체된 체액이 점점 변질하면 귓속 역시 바이러스나 세균이 퍼지며 염증이 동반될 수 있겠죠? **이렇게 '삼출성 중이염'이란 골치 아픈 병도 나타나게 됩니다.**

축농증

이렇게 냉기로 인해 기화 작용이 약해진 상태에서 외부의 차가운 공기가 폐로 계속 유입된다면, 아마 폐의 기화 작용이 정상적으로 회복될 수 없겠죠?

이런 이유로, 몸은 코로 유입되는 공기를 따뜻하게 데워주기 위한 노력을 시작합니다.
우리 몸은 유입되는 공기를 따뜻하게 만들기 위해 코로 혈액을 집중시키게 됩니다. 그 결과 코 혈관이 확장되며 코가 막히거나 답답해실 수 있납니다.

그렇게 코가 막히고 염증으로 자녀가 힘들어할 때,
주변에서 이런저런 이야기를 듣다보면 점점 걱정이
커지게 되죠? 부모라면 누구나 그렇습니다. 그 결과
자녀에게 오랜 시간 약을 먹이는 경우도 많은데요.

그러나 생활습관의 문제는 개선하지 않은 채
항생제나 소염제 등의 약물에만 의존하게 되면,
뒷날 비염 극복의 열쇠인 기화 능력이 점점 약해져
체액의 정체와 염증이 점점 만성화될 수 있습니다.
그러므로 약을 먹더라도 기화 능력 회복을 위한 노력을
꼭 병행해야 할 것입니다.

고인 물은 쉽게 변질합니다.

비록 콧물은 줄었지만, 기화 능력이 저하되었기에
코에 정체된 물은 점점 탁해지며 썩게 됩니다.
그렇게 누렇게 변한 콧물은 콧속 빈 공간에 고여
끈적끈적하게 자리를 잡게 되는데요. 결국, 콧속도
세균과 바이러스들의 번식처가 됩니다.

그렇게 바이러스와 세균이 콧속을 점령하게 되니
어느 날, 아이 입에서 나쁜 냄새가 납니다
"너! 양치질 제대로 하지 않니" 야단도 치지만

사실 아이의 입 냄새는 양치와 별 상관이 없습니다.
코에 고인 체액은 시간이 흐르며 점점 탁한 냄새를
풍길 수밖에 없습니다. 코도 수시로 막히게 됩니다.
이렇게 자녀는 골치 아프다고 소문난 '축농증'이란
병을 진단받게 되었습니다.

축농증으로 힘들어하는 자녀를 볼 때면, 부모는 그
고통을 하루빨리 해결해주기 위해 노력을 합니다.
물론 코를 세척해주는 것은 참 좋습니다.
하지만 정체된 수분은 이미 농(膿)이 되었습니다

그렇게 진득하게 변한 체액과 염증이 청소되려면
우리 몸도 어느 정도의 시간이 필요하답니다.

자녀의 비염 예방을 위하여

비염과 축농증으로 고생하는 시간을 줄이기 위해선
자녀의 명문화를 높여주는 것이 가장 중요합니다.
그 중, 반신욕이나 족욕은 집에서 쉽게 할 수 있는
명문화 강화법인데요, **취침 전 부모님과 함께 반신욕
이나 족욕을 한다면, 자녀의 비염뿐만 아니라 숙면
및 정서 안정에도 큰 도움을 줄 수 있습니다.**

하지만 축농증 예방을 위해 너무 중요한 것은 비로
비염의 첫 출발점을 원천봉쇄 해버리는 것입니다.

이와 관련해 특히 중요한 시기가 바로 환절기로,
환절기에는 몸이 계절의 변화에 적응하며 항상성을
유지하기 위해 멜라토닌를 많이 소비하는 시기입니다.
즉, 환절기에는 멜라토닌와 면역력이 평소보다 약해질
수 있기에, 많은 어린이가 비염 및 알레르기 증상으로
고생을 하게 되는데요.

하지만 안타깝게도 많은 아이는
평소 사소한 생활습관 하나로 인해
우리의 소중한 멜라토닌를 꺼뜨리고 있답니다.

소중한 멜라토닌를 꺼뜨리는 사소한 생활습관,
과연 무엇일까요?

온溫
수水

비염으로 필자와 만났던 많은 어린이 중,
'냉수 금지, 온수 섭취'
이 단순한 생활 요소를 습관화했던 아이들은
비염으로 인해 재방문하는 횟수가 많이 줄어듭니다.

특히 오전 공복의 냉수 섭취는 비염의 주요 원인이
되며, 잦은 감기 발생의 원흉이 되기도 한답니다.
그러므로 어린 자녀들은 냉수 대신 온수만 마셔도
비염의 발생률을 획기적으로 줄일 수 있습니다.

냉수가 무조건 건강에 해로운 것만은 아닙니다.
개인적 취향으로 인해 냉수를 마신다고 하더라도,
가급적이면 냉수와 온수를 섞어서 마시거나 혹은,
냉수를 섭취하기 전에 온수를 섭취하여 명문화를
보호해주는 것이 좋습니다.

공복 온수는 생명의 불꽃인 명문화를 보호합니다.
공복 냉수를 즐기면 비염에서 벗어날 수 없습니다.
공복 온수는 비염 발생을 최소화하는 비결입니다.

특히 환절기에 차가운 음료를 즐기는 것은 비염을
부르는 원흉이 되므로, 환절기에는 공복 냉수섭취를
꼭 피해야 합니다.

이런 이유로, 공복에 자녀의 온수 섭취를 권하신
분은 참 지혜로운 부모님이라 할 수 있습니다.

냉수로 뱃속이 차가워지면?

정체되고 탁해진 체액을 줄여주기 위해서는
특히 냉한 가공식품 섭취를 피하여야 합니다.

냉한 가공식품으로 소화기관을 오염시키고 차갑게
만드는 것은 면역력을 저하하고 바이러스와 세균을
활성화하는 지름길입니다. 몸은 이런 상황을 정상화
하기 위해 결국 염증을 유발하거나 고열을 발생시
키게 됩니다.

아이나 부모님 중 가끔 냉수를 마시는 건 어떤지
물어보시는데, 가끔 찬 음료나 아이스크림을 즐기는
것은 건강에 큰 문제가 되지 않습니다. 다음날부터
그런 음식을 피하면 명문화는 다시 피어오르니까요.
며칠 콧물이 좀 흐를 수는 있겠죠. 별것 아닙니다.
문제는 바로 냉한 가공식품과 냉수를 매일 즐기며
소중한 명문화를 꺼버리는 행위랍니다.

혹 아이가 찬 음료를 계속 찾아 어쩔 수가 없다면,
아이에게 그 이유를 차근차근 설명해주세요.
그럼 아이도 점차 이해하고 수긍하게 됩니다.

"사람들은 차가운 물을 마시고 과음을 하며 뱃속을 차갑게

함으로써 세균이 살 수 있는 조건을 스스로 만들고 있다"

<따뜻하면 살고 차가워지면 죽는다. 김종수 원장>

열이 있다고 찬 음식을 자주 주지 마세요.

"우리 아이는 열이 많아서 찬물만 찾습니다."

"우리 아들은 잘 때 이불을 항상 발로 찹니다."

"우리 아이는 열이 많아 잘 때도 땀을 흘려요."

"딸이 몸에 열이 많아 아토피가 있다고 합니다."

"이렇게 아이 몸에 열이 많아 찬물을 좋아하는데도
불구하고 온수를 줘야 하나요?"

언뜻 보면 아이가 열이 많아 보일 수도 있습니다만
사실 그것은 대부분 가짜 열이랍니다.

마치 속이 냉해지면 안에 머물러야 할 열이
껍데기인 피부나 얼굴로 몰리게 되듯,
명문화의 불꽃이 약해지고 장부의 기능이 약해지면
열이 본래 자리를 잃고 외부로 표출되는데
이는 진짜 열이 아닌 '가짜 열'일 수 있습니다.

그때 아이가 땀을 흘리고 더워한다고 해서
냉수로 속을 냉하게 만들어서는 안 됩니다.
그럼 속을 따뜻하게 해줘야 할 진짜 열(熱)이
머리나 피부처럼 엉뚱한 곳에 정착하게 됩니다.
그럼 얼굴에는 열이 몰려 코피나 땀이 나고
피부로 몰리면 아토피가 발생할 수 있으며
속은 오히려 냉해져 감기나 비염이 빈번해집니다.

이럴 때는 되도록 냉한 가공식품을 피해주고
평소 온수로 속을 따뜻하게 유지해주는 것이
자녀의 건강을 지키는 첫 단추가 된답니다.

환절기에는 근본 양기가 대량 소비됩니다.

계절이 변화함에 따라 우리 신체 역시 환경 변화에
적응하기 위해 체온조절의 중추인 명문화를 대량
소비하게 됩니다.

이러한 이유로 환절기에는 이유도 없이 피곤해지며
냉기나 바이러스 같은 외부 자극에 몸이 쉽게 공격
당할 수 있기에, 환절기가 오면 특히 명문화 보존에
관심을 기울어야 합니다.

하지만 이런 시기에 냉수를 즐기게 되면 비염뿐만
아니라 관절에도 체액이 정체되며 염증이나 통증을
유발할 수 있습니다. 이 통증을 해소하려면 정체된
물을 기화시킬 수 있는 불꽃이 필요하겠죠?

한방(韓方)에서는 이와 같은 상황에서 '부자'나 '계지'
'생강' 같은 열성 약재[10]를 사용하게 되는데요.
생강이나 계피는 기화 작용을 높여주는 대표적인
약초로 명문화를 보강하여 면역력을 강화하고 혈액
및 혈관 건강을 개선해주는 좋은 효능이 있습니다.

손발이 차갑고 냉증(冷症)이 있는 여성이라면 평소
명문화 보강에 도움을 주는 생강이나 계피 등을
차(茶)로 즐겨도 좋을 것입니다.

---

10) 냉기(冷氣)로 인해 체액이 순환되지 못하고 관절 부위에 정체되면 염증 및 통증
을 유발하는데, 이때 사용하는 대표적인 처방이 바로 계지, 건강이 함유된 계지
가출부탕이다.

뱃속을 따뜻하게 해주는 처방

타고난 위장이 냉하거나 기화 능력이 약한 아이는
가끔 먹는 아이스크림에도 콧물이 날 수 있습니다.
다른 아이들은 아이스크림을 자주 먹어도 괜찮은데
우리 아이만 콧물이 흐르고 재채기를 반복합니다.
참 화나는 상황이죠? 이런 상황에서 작은 도움이
되는 간단한 생약 처방을 알려드리겠습니다.

우리 몸의 엔진인 심장과, 밥솥에 해닝하는 위생이
차가워졌을 때는 말린 '생강'을 자주 활용하는데요.

말린 생강이 포함된 아주 간단한 생약 처방 하나가
평소 잦은 복통으로 고생하던 한 여학생의 고통을
감소시켜주었으며 시간이 지나며 비염과 소화 불량
역시 많이 줄어들게 되었는데요.

평소 인삼과 생강은 종종 드실텐데요.
드시는 김에 위장의 정체된 수분을 제거해주는
백출이란 약초와 감초만 더 넣어볼까요?
이렇게 인삼, 건강, 백출, 감초.
4가지 약초가 모여 명약이 탄생합니다.

"이중탕"(理中湯)[11].
평소 손과 배가 냉하고 복통이 잦은 어린이 및
찬 음식을 먹은 후 콧물이 흐르는 아이들에게
작은 도움을 줄 수 있는 간단한 처방이 되겠습니다.

---

11) 이중환(理中丸)이라고도 한다. 대부분 제약회사에서 생산되며 국가에서 지정한
　　보험 한약 중 하나이기에 어디서든 쉽게 구할 수 있다. 구성 약초 중 의약품용 한
　　약재가 없으므로 가정이나 건강원 등에서도 쉽게 달여 먹을 수 있다.

5장
음식 감기

감기에 자주 걸리는 아이,

무엇이 문제일까요?

'음식 체크'!

자녀가 감기로 고생하는 시간을
획기적으로 줄여줍니다.

감 感
기 氣

감기는 단지 바이러스만의 문제일까요?

영어로는 감기를 "catch a cold"라고 표현하니

혹시 냉기(冷氣)가 감기의 근본 원인일까요?

감기를 좀 더 넓은 의미로 생각해본다면,

'몸의 균형이 무너진 출발점'이라 볼 수 있습니다.

마치 심한 스트레스로 인해 몸의 균형이 무너지면

오한 발열부터 몸살, 두통, 기침, 편도염, 폐렴 등

여러 증상이 나타날 수 있는 것처럼,

어떤 요인으로 인해 몸의 균형이 무너지게 되면 평소
우리가 감기 증상으로 인식하고 있는 다양한 증상들이
나타날 수 있는데요. 몸의 균형을 무너뜨리는 요인은
단지 바이러스뿐만 아니라 수면 부족이나
부적절한 성생활, 과로 등도 여기에 해당될 수 있습니다.

이렇게 우리 몸의 항상성을 무너뜨리는 원인 중,
현대인들이 특히 조심해야 할 요소가 바로
'음식으로 인한 감기 증상' 입니다.
즉 잘못된 음식 섭취로 인해 체액이 오염되고 몸의
균형이 무너지면 주변 여건에 따라 각종 바이러스,
세균이 창궐하고 여러 증상도 동반될 수 있는데요.

평소 감기에 잘 걸리는 9살 OO이 엄마 왈(曰)
"우리 OO 이가 A형 독감이래요. 선생님,
열이 많이 나고 구토를 계속해서 밥도 못 먹어요.
'타미플루'를 받아 왔는데 먹여야 할까요?"

바이러스는 체액이 정체된 곳을 좋아합니다.

현대사회는 합성 약물이 최우선이기에,
자연에서 비롯된 생약은 차선책으로 인식됩니다.
이런 상황에서 타미플루 대신 한약만 복용하라고 권하긴
곤란하겠죠? 물론 필자의 자녀라면 고민할 것도 없지만,
손님은 조심스러울 수밖에 없습니다.

아이의 증상이 언제부터 발생하였는지 물어보니,
밖에서 찬 음료를 마신 뒤 저녁부터라고 합니다.
차가운 수분이 위장에 정체된 상황입니다.

위장에 체액이 정체되었기에 물만 마셔도 토합니다.
또 고인 체액에 독감 바이러스까지 퍼진 상태죠?
고인 물을 기화하고 바이러스와 싸우려면 일정한
열(熱)이 필요하기에 오한발열 증상도 나타납니다.

이런 이유로 위장에 정체된 차가운 물을 처리하며
몸의 불균형을 해소해주는 생약 처방을 사용합니다.
3일이 지났으나 아이 엄마의 전화는 없습니다.
궁금한 마음에 전화를 하니, 다음 날 열이 내리고
심한 구토도 멈췄다고 하네요.

체액이 비정상적으로 정체되면 몸은 구토나 발열,
염증 등을 표출시킵니다. 특히 폐와 위장은 체액의
정체가 쉽게 일어나는 곳이므로 세균과 바이러스가
번식하기 좋은 신체 부위입니다. **그러므로 아이들은
되도록 냉한 식품 및 산화된 음식을 줄여주는 것이
감기 예방의 비결이 된답니다.**

잘못된 음식 섭취는 고열을 유발합니다.

이처럼 비위가 미성숙한 어린이들이 음식을 잘못
섭취하게 되면 발열 증상을 시작으로 중이염, 폐렴,
기관지염, 장염 등 다양한 염증 증상이 동반될 수
있습니다.

한 예로 7살 남자아이는 주말부터 4일 연속 외식을
하며 기름진 음식을 즐긴 후 발열, 편도염 증상이
나타났는데요. 이 아이에게는 음식물 톡소 배출에
도움을 주는 소화제가 좋은 감기약이 되겠죠?

소화제의 도움으로 다음날 열이 내려갔지만, 아이가 며칠간 고생한 후 볼이 홀쭉해졌네요. 자녀가 안쓰러워 보인 아빠는 고기를 한가득 구워 먹입니다. 그러나 고양이도 아플 때는 음식을 피하죠?

아파서 입맛이 없는데도 불구하고 밥을 잘 먹어야 한다는 생각은 일부의 고정관념일 뿐입니다. 결국, 고기를 먹은 후 아이는 열이 40도까지 올라갑니다.

아픈 후, 기름진 육류나 산화된 음식, 독소가 많은 음식을 섭취하면 병이 다시 심해질 수 있다는 것을 배우자에게 알려주세요. 또한, 요즘은 조모가 손주들을 돌보는 경우가 많은데요. 아이가 아프면 밥을 많이 먹어야 한다고 생각하는 어르신도 많으므로, 아이의 조부모님께도 이를 꼭 전하기 바랍니다.

아픈 후에는 기름진 육류나 가공식품을 일정 기간 피해 주는 것이 자녀의 고통을 줄이는 지혜입니다.

아플 때 입맛이 없는 것은
몸이 살기 위한 노력입니다.

어느 날 TV 프로를 보는데 한 여성이 평소 관심
있던 남성에게 "나 이유도 없이 감기에 걸렸어..."
라며 대화를 건네는데요.

그러자 그 남성은 여성에게, 어제저녁 다른 남성과
밖에서 술 마신 것이 원인이라며 농담을 합니다.

그런데 사실 그 말이 정답일 수 있습니다.
야외에서 과음, 과식하면 감기에 잘 걸립니다.

야간 + 야외! 명문화가 약해질 수 있는 여건이죠?
이렇게 찬 음료와 나쁜 음식 독소가 인체에 쌓이면
몸은 이 노폐물들을 기화, 연소시켜 없애야 하므로
고열을 시작으로 각종 염증을 유발할 수 있습니다.
결과적으로 세균이나 바이러스도 쉽게 번식하겠죠?

그런데 이런 상황에서 찬 맥주를 마시거나 소화에
부담을 주는 음식으로 기화 과정을 방해하게 되면
오한 발열 및 염증의 발생은 더욱 심해지게 되고
회복의 시간은 더욱더 느려지게 됩니다. 이런 이유로
우리 몸은 당분간 주인의 식욕을 줄여버립니다.

**이런 경우 열을 내고 입맛을 없애는 것은
몸이 회복하기 위한 정상적인 반응입니다.
그러므로 병의 상황에 따라 적당히 소식하는 것은
회복의 시간을 앞당겨 주는 비결이 될 수 있답니다.**

구토 & 발열

열이 나는 것이 무조건 나쁜 것은 아닙니다.

만약 몸에 물이 고이면 물을 증발시키기 위해,

혹은 바이러스가 침투하면 그들과의 전투를 위해

몸은 강력한 열을 발산하게 되는데요.

이때의 열은 몸의 회복을 위한 정상적인 열이죠?

물론 고열로 힘들어하는 아이를 볼 때면 그 고통을

대신해주고 싶은 것이 부모님의 마음입니다.

그러나 아이도 이렇게 전투를 한 번 치르게 되면
더욱 강인한 아이가 되어 돌아올 것이기에, 급하게
열을 끄는 것이 꼭 좋은 해결책만은 아니랍니다.

아이가 열이 나면 해열제를 즉각 먹이는 것이 진리가 되어
버린 시대입니다. 하지만 발열의 과정을 무조건 차단하면
체액의 정화 과정이 중단되며 뒷날 아토피와 같은 자가면
역질환의 원인이 될 수도 있습니다

따라서 감기 초기에는 발열의 과정을 어느 정도
인정해주는 몸의 교감 능력이 필요하답니다.

물만 마셔도 구토하는 아이

감기로 기화 기능이 약해진 상태에서
잘못된 음식 섭취로 인해 위장에 체액이 고이면
물만 마셔도 구토를 하는 상황이 나타날 수 있는데
이는 특히 어린이에게 빈번히 발생하는 상황입니다.

밥은 당연히 못 먹고 물도 한두 모금이 한계입니다.
상황에 따라 오한과 발열도 동반될 수 있었죠?
아이가 토하며 먹지를 못해 기운이 축 빠져있으니
영양제 주사가 필요한 상황입니다.

그러나 이럴 때 영양제나 음식을 급히 투여하는 것은 주의해야 합니다. 체액이 정체되어 있기에 과한 음식 역시 심장 순환에 큰 부담을 줄 수 있으니까요.

또한, 이 병증의 병리적인 특성상 오히려 갈증[12] 이 더욱 심해질 수 있는데요. 이런 경우 갈증으로 물을 찾는다고 하더라도 한두 모금 이상의 수분 섭취는 구토 증상을 심화시키는 경우가 많답니다. 그러므로 자녀가 갈증으로 답답해하더라도, 혹은 배가 고파서 눈물을 보이더라도 되도록 온수와 미음을 조금씩 나누어 먹여야 합니다. 그렇게 며칠이 지나면 다시 예전처럼 씩씩하게 밥을 먹게 될 것입니다.

---

12) 체내 수분 편재로 인해 체액이 정체되면 갈증 및 발열, 구토, 설사 등의 증상이 동반될 수 있으며 이런 경우 사용하는 대표처방 중 하나가 바로 '오령산'(五苓散)이다.

음식 체크

어린이들이 가끔 코가 막히고 콧물이 흐르는 것은 무조건 없애야 하는 병이 아니랍니다. 이는 정상적 성장 과정에서 볼 수 있는 자연스러운 현상입니다.

그러나 최근에는 콧물과 같은 가벼운 증상에도 항생제나 소염제 등을 장복하는 경우가 많은데요. 그렇게 되면 우리 몸의 백혈구나 효소 등 소중한 미생물도 사멸하기 때문에, 기화 능력은 더욱 약해 지고 비염에서 벗어나는 길 역시 멀어지게 됩니다.

자녀의 잦은 비염과 감기를 극복하기 위해서는 '음식 체크'가 우선입니다. 평소 자녀가 즐겨 먹는 음식을 체크해 주는 것만으로도 자녀가 감기로 고생하는 시간을 많이 감소시킬 수 있습니다.

음식 체크란 어려운 개념이 아닙니다.
예를 들면 과식을 하거나 치킨 등을 먹은 후에는 당분간 기름지고 산화된 음식을 피해주면서 체액이 정화될 시간을 배려해주는 것인데요.

이런 음식 체크만으로도 병의 발생을 크게 줄일 수 있다는 사실! 꼭 기억해주시기 바랍니다.

자녀의 아픈 횟수를 줄이는 것이 우선입니다

아이가 갑자기 열이 나고 아플 때는,
며칠 사이 자녀가 섭취한 음식을 체크 해보세요.
그 인과관계를 어렵지 않게 확인할 수 있을 겁니다.

몇 년 전만 해도 잘못된 음식 섭취로 인해
감기나 독감, 폐렴 등이 발생한다고 말하면
반신반의하시는 부모님이 대부분이었지만
최근에는 이글 인시하는 부모님늘이 차츰차츰
늘어나고 있습니다.

현대사회 감기 발생의 주요 원인 중 하나가 잘못된 음식 섭취라는 것을 주변에 널리 알려주세요. 그것 하나만 인지하고 있어도 부모의 걱정이 많이 줄어들 수 있을 것이며 불필요한 약물 남용 역시 줄일 수 있을 겁니다.

한 달에 네 번 먹던 라면을 두 번으로 줄이면, 몸은 재생의 시간을 두 배 이상 확보하게 되겠죠? 그렇게 자녀가 가공식품 섭취를 줄이는 만큼, 감기 발생도 줄고 병원 방문 횟수 역시 급감합니다.

**평소 부모님의 음식 체크 하나에,
자녀의 건강과 행복이 결정될 수 있습니다.**

신경질이 늘어난 아이, 무엇이 문제일까요?

수시로 병원에 들락날락하는 아이가
평상시 각종 가공식품을 과하게 즐긴다면,
정서적으로 밝게 지내는 것이 어려울 수 있습니다.

가공식품 속의 각종 화학 첨가물 등이 매일 자녀의
몸에 유입되어 체액을 탁하게 하면 육체 건강뿐만
아니라 자녀의 정신적인 건강에도 매우 부정적인
영향을 미칠 수 있기 때문입니다.

짜증을 자주 내는 아이,

산만하고 집중하지 못하는 아이,

엄마 말에 수시로 대꾸하는 아이,

아이는 엄마한테 수시로 고집을 부립니다.

속상한 엄마는 결국 자녀를 혼내게 되지만

사실 그때 아이의 마음은 본인도 잘 모릅니다.

자기가 왜 집중하지 못하는지,

왜 엄마한테 수시로 생떼를 쓰고 있는지,

본인 자신도 그 이유를 명확히 모른 채

그저 수시로 짜증만 내는 것입니다.

6장
자녀와의 교감(交感)

짜증 내고 집중을 못하는 아이.

과연 무엇이 문제일까요?

탄수화물 중독으로 인해
저혈당에 빠진 아이는 마치
마약에 중독된 것과 같습니다.

약이 떨어지면 짜증을 내듯
당이 떨어지면 신경질을 냅니다.

저혈당

백설탕이 가득한 음식이 우리 아이의 몸으로
들어오는 순간, 마치 주식이 상한가를 치듯
혈당 수치 역시 급격히 치솟아 오르게 됩니다.

몸은 이를 정상화하기 위해 비상사태를 선포한 후
힘들게 혈당을 정상화합니다. 그러나 얼마 후
몸의 주인은 또다시 달콤한 탄수화물을 찾습니다.

어린이들의 탄수화물 중독증!

백설탕과 같은 정제된 탄수화물의 과잉 섭취는
몸의 당분 조절 기능에 장애를 유발하여 저혈당[13]
이란 골치 아픈 문제를 발생시키는데요.

저혈당의 늪에 깊이 빠져버린 아이는
마치 마약이나 도박에 빠진 사람처럼

약 먹으면 평온해지고 약 떨어지면 짜증을 내듯,
당이 떨어지면 초조해하고 신경질을 내다가
당이 충족되면 크게 만족을 하고 안심합니다.

---

13) 혈중 포도당 수치가 정상 범위 이하로 저하된 병적 상태를 의미한다. 현대사회
   백설탕 남용은 혈당 조절 기능에 문제를 일으키며 '저혈당' 환자를 양산하는 주
   요 원인이 된다.

체액 농도 불균형은
정서에 문제를 유발합니다.

백설탕이 가득한 식품은 칼슘을 강탈해갑니다.
부족하기 쉬운 칼슘을 음식으로 보충하진 못할망정
오히려 음식 때문에 뼛속에 칼슘까지 도둑맞습니다.

칼슘은 뇌 기능과 정서 안정에도 크게 관여합니다.
그러나 음식 때문에 뇌 속 칼슘 농도가 무너지면,
아이에게 인내심을 기대하기 힘들어질 수 있답니다.
이렇게 저혈당으로 인한 뇌 칼슘 농도 불균형은
집중력 저하나 틱 장애의 원인이 되기도 하는데요.

뇌의 칼슘이 부족해진 아이들은 행복 호르몬의 분비도
미흡해집니다. 이 상태가 계속되면 예민해진 아이는
짜증을 해소하기 위해 또 단맛을 찾습니다.
그렇게 초콜릿과 과자를 먹으며 잠시 행복을 느끼지만
이는 마치 '언 발에 오줌을 누는 것'처럼
자녀를 더 깊은 저혈당[14]의 늪으로 인도합니다.

탄수화물 중독증은 마약보다 더 무서운 존재일 수
있습니다. 왜냐하면, 무한정 허용되어 있으니까요.
마치 백 밀가루가 몸에 들어가면 마약보다 강력한
중독성분을 합성해내는 것처럼,
백설탕은 합법적으로 공인된 마약과 같습니다.

---

14) 백설탕, 식품첨가물의 과잉섭취는 뇌 기능을 저하한다. 특히 백설탕 과잉섭취는
혈액 산성화와 저혈당을 유발하여 뼈와 뇌 속 칼슘을 유출하고 두뇌발달에 장애
를 일으킨다. 칼슘 농도 불균형과 저혈당은 뇌 대사 장애를 유발하여 폭력성과
과잉행동, 집중력 저하 등의 원인이 될 수 있다.

정서불안

어느 날 오후, 학교 앞을 지나가는데
학생들이 옹기종기 모여 있습니다. 쉬는 시간,
컵라면과 아이스크림으로 배를 채우는데요.
학업으로 스트레스가 쌓이면 '1인 1닭' 하는 자녀도
많다고 하죠? 이처럼 말초를 자극하는 음식 사이에
고구마나 토마토가 들어갈 틈은 없습니다.

물론 우리 몸은 자정 능력이 있으므로, 가끔 인스턴트를
슬기는 것이 그리 큰 문제가 되지는 않습니다.

그러나 방부제, 착색제 등의 각종 화학 첨가물과
항생제, 호르몬 등의 약물이 매일 몸에 축적된다면?
아마 자녀는 저혈당으로 발생하는 신경질을 넘어
분노를 표출할 수도 있는데요.

칼슘 유출로 인해 뇌는 계속 불안해지고,
저혈당으로 인해 참을성과 인내심은 부족해지며
매일 축적되는 화학 첨가물이 체액을 탁하게 하니
정신과 육체가 동시에 고통받는 상황입니다.
여기에 햇빛도 못 보고 계속 앉아서 생활하게 되면,
신경질이나 집중력 장애를 넘어 분노를 통제하지
못하는 '분노조절장애'의 단계에 접어들게 됩니다.

이제 부모, 선생님도 그를 쉽게 통제하지 못합니다.
혹 잘못 건드리면 곧 폭발해버릴 것 같은,
움직이는 시한폭탄이 되는 것입니다.

정신과라도 보내야 할까?

필자는 어릴 적 밥 대신 과자를 자주 먹었습니다.
그러다 밥 먹을 시간, 누나에게 억지로 붙들려오면
먼저 라면에 수프를 뿌려 입맛을 자극한 후
밥은 먹는 시늉만 하고 과자를 찾았습니다.
그리고는 달고나를 만들어 먹기 위해 뛰쳐나갔죠.

그러다 어느 순간 갑자기 분노가 치솟으면
씨고도 치고 싸움도 많이 하였는데요. 요즘 같았으면
아마 소아 정신과에 끌려갔을 수도 있겠죠?

8살 자녀의 틱 장애로, 한 어머님이 방문하셨는데
소아 정신과 예약을 하니 대기 줄이 1년이랍니다.
물론 일부 병원에 해당하는 이야기일 수도 있지만,
'틱 장애'나 '주의력 결핍 과잉행동장애'[15]로 인해
정신과를 찾는 아이들이 늘어나는 현실은 누구도
부인할 수 없는 사실입니다.

최근 들어 소아 정신과에서 치료를 받는 아이들이
이렇게 급격히 늘어나는 이유는 과연 무엇일까요?
**정말 정신과에 갈 만큼 자녀에게 심각한 정신병이
있는 것일까요?**

---

15) 최근 들어 'ADHD' (attention deficit hyperactivity disorder-주의력결핍
과잉행동장애) 환자 수가 증가하고 있으며 이는 가공식품 섭취 증가 및 체액 농
도 불균형과(미네랄, 영양 불균형)같은 식생활의 변화와 밀접한 관련이 있다
고 유추된다.

교交
감感

소중한 자녀에게 갑자기 틱 장애가 나타나거나
산만하게 행동하며 수시로 짜증과 분노를 표출하면
가정의 분위기는 점점 어두워질 수밖에 없는데요.
이때, 상담과 치료로 아이의 마음을 분석하는 것도
참 좋은 방법일 수 있습니다만, 가장 우선적인 것은
바로 자녀의 몸 상황을 교감해주는 것이랍니다.

뇌 체액 농도에 불균형이 발생하면 평범한 아이도
주의력 결핍이나 틱 장애가 발생할 수 있습니다.

또한, 행복 호르몬인 세로토닌 분비와 뇌의 안정은
장 건강과 깊은 연관이 있기에, 나쁜 음식 섭취로
장의 상태가 불량해지면 우울증, 주의력결핍, 불안,
잦은 신경질을 동반할 수 있습니다. 이런 상황에서
자녀가 각종 인스턴트를 계속 즐긴다면 뇌의 칼슘
역시 점점 고갈되며 분노 표출도 늘어나게 됩니다.

이럴 때 자녀를 혼내는 것은 권장할 만한 방법이
아닙니다. 왜냐하면, 이때 자녀의 짜증은 본심에서
나온 것이 아니라 마음을 통제 못 하는 상황에서
의도치 않게 표출된 감정이니까요. 즉 본인의 불안정한
마음을 짜증이나 분노로 표현하는 것입니다.

그때 아이의 신경질은 가짜입니다.
그 감정에 맞대응하지 마세요. 허상일 뿐입니다.
웃으며 안기던 그 모습이, 자녀의 진짜 모습입니다.

자녀와 함께 현재 상황을 교감해보세요

필자는 어릴 때 매일 놀며 햇빛이라도 봤습니다.
그런데 지금 우리 학생들은 아침부터 밤까지 학교,
학원에 갇혀 매일 가공식품을 먹습니다.

지금 우리 자녀는 부모가 만든 결정체입니다.
아이들은 어른이 주는 대로 먹었을 뿐입니다.
아이가 혹 짜증을 낸다면, 야단치고 화내기보다는
"이러한 상황에서는 누구나 짜증이 날 수 있다."며
자녀의 몸 상황을 교감해주세요.

그래야 자녀도 자신이 처한 상황을 인식합니다.
분노하는 감정에 맞대응하면 답을 찾기 힘듭니다.
자녀와 교감하는 것에서부터 답을 찾아야 합니다.

부모가 먼저 몸의 상황을 인식하여야 합니다.
이 늪에 빠져버린 자녀는 이 상황을 자각하지도,
또 스스로 벗어나기도 힘든 상태이기 때문입니다.

자녀가 스스로 관조할 수 있게 이끌어줘야 합니다.
자녀가 상황을 객관적으로 인식한 후에야 비로소
각종 음식을 조절할 수 있는 동기도 생기니까요.
자녀의 몸과 마음에 '교감'이 필요한 시기랍니다.

"아이는 그저 아주 작은 몸으로
어른의 보살핌에 완전히 의존할 수밖에 없는,
힘없는 존재로 태어났을 뿐이다."
<문은희 - 엄마가 아이를 아프게 한다.>

어릴 적 식습관이 평생을 갑니다.

어떤 영상에서 유명인이 당근을 맛있게 먹으니,
10살 아들이 갑자기 안 먹던 당근을 즐깁니다.

건강한 삶은 선택과 습관입니다.
특히 어릴 적 식습관은 매우 중요합니다.
어릴 적 형성된 식습관이 평생을 가니까요.

최근, 가공식품 남용이 분노조절장애나 주의력결핍
장애의 원인이 된다는 연구도 많이 보이는데요.

실제 집중력 장애나 분노조절장애가 있는 사람들은
평소 음식섭취만 조절해줘도 정서적 안정을 찾으며,
성격 역시 긍정적으로 변함을 관찰할 수 있답니다.

평소 부모의 식생활이, 훗날 자녀의 식습관에 아주
큰 영향을 미친다고 합니다.
소중한 자녀의 건강하고 행복한 미래를 위하여,
오늘부터 부모님의 식생활을 조율해 나가볼까요?

자연 음식에 해결책이 있습니다.

어른 역시 칼슘 고갈 및 저혈당의 늪에 빠지면
육체적, 정신적으로도 많은 문제를 유발합니다.

힘들게 밥상 차릴 필요 없이, 간단하게 햄버거로
식사를 대신한다면 하루가 얼마나 편하겠습니까.
각종 인스턴트, 가공식품이 정신 건강에 좋다면,
스님들이 굳이 자연식을 고집할 필요가 없겠죠?
부처님께서는 음식이 정신에 큰 영향을 미친다고
하셨습니다.

즉 탁한 음식으로는 본래 우리가 가진
청정한 마음이 발현될 수가 없다는 뜻입니다.

그러나 지금의 상황은 어떻습니까?
백설탕, 백 밀가루, 각종 식품첨가물이 우리 모두의
입맛을 완벽하게 사로잡았습니다. 건강을 위해 술과
담배는 끊어도 밀가루의 유혹은 이겨내지 못합니다.
물론 밀가루도 참 좋은 식품 중 하나이지만
가공한 후 각종 첨가물이 더해지는 것이 문제겠죠?

사회 구조상 가공식품을 안 먹고 살 수는 없습니다.
그러나 어느 정도는 줄여줄 필요가 있습니다.
**그저 어른들이 만들어 놓은 것을 먹고 자라야 하는
우리 어린 자녀들을 위해서입니다.**

"우리가 먹는 것이 곧 우리 자신이 된다."

〈히포크라테스〉

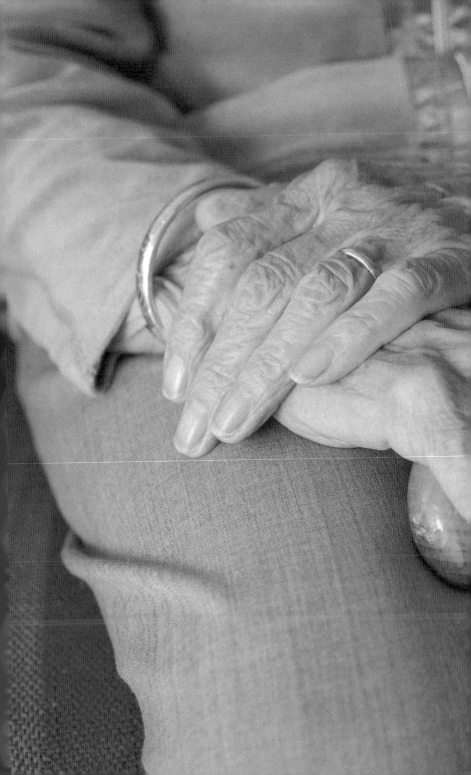

3부

부모님을 위한

건강 지혜

7장
부모님과 교감(交感)

부모님의 우울증은

정신적인 문제가 아닙니다.

뇌가 불편한 자극을 받아
만성적인 수면 부족이 계속되면,

위대한 성현(聖賢)들도
우울증 환자가 될 수 있습니다.

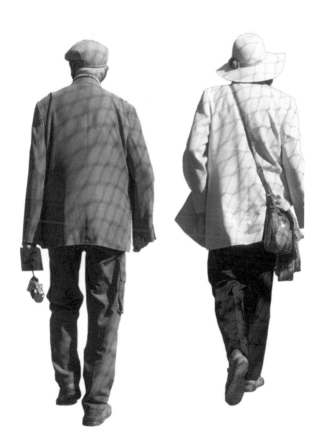

불면 不眠

머리는 차갑고 발은 따뜻한, 두한족열(頭寒足熱)[16]이

건강의 비결이라고 말합니다. 하지만 많은 사람들이

얼굴로는 열이 오르고 하체는 차가운 '상열하한증'을 호소

하고 있습니다. 또한 갱년기가 한참 지났음에도 불구하고

상열감이 반복되는 사람들도 아주 많은데요.

과연 그 원인은 무엇일까요?

아래쪽의 신장은, 체액을 강력히 빨아들이는 우리

몸의 '블랙홀'입니다. 하지만 나이 들며 신장이란

---

16) 두한족열(頭寒足熱)은 동서양의 전통적 건강법 중 하나로 머리는 차갑게, 발은
따뜻하게 유지하는 것을 의미한다.

블랙홀의 흡수력은 점점 약해지게 되고, 블랙홀로
흐르는 통로 역시 막히거나 정체되게 됩니다.

**그 결과 탁한 체액이 아래로 잘 내려가지 못하고
정체되거나 점차 위로 상승하게 되는데요.**

이렇게 체액이 상승하는 정도가 나이에 비해 빠른 사람은
각종 성인병에 노출될 확률이 높아지지만,
나이 들어도 체액이 아래로 잘 순환되는 사람은
각종 병으로 인해 고생할 확률이 크게 줄어든답니다.

'체액의 상승'과 각종 만성병의 발생!
이 둘은 과연 무슨 관련이 있는 것일까요?

상승하는 체액이 뇌를 불편하게 합니다.

어느 날 주방 하수구 배관이 막혔습니다.
물이 역류하니 온갖 노폐물들이 떠오릅니다.

우리 몸도 이와 마찬가지입니다.
체액이 역류하면 탁한 것들이 뇌로 올라옵니다.

나이 들며 신장이란 몸의 하수구가 작아지거나
혈액과 혈관 및 사세의 문제로 인해 체액 순환이 정체되면
탁한 체액이 머리로 집중되게 되는데요.

이렇게 따뜻한 혈액과 체액이 신장으로 순환되지
못하고 위로 역류하면 뇌 시상하부 호르몬 분비에
변화가 동반되며 상열감이 발생하게 됩니다.

물론 상열감이 삶의 큰 문제가 되는 것은 아닙니다.
얼굴의 열감은 치료해야 하는 큰 질병도 아닙니다.

진짜 고려해야 할 문제는 바로,
역류하는 탁한 체액이 머리로 상승하여
우리의 소중한 뇌를 압박한다는 사실입니다.

예민해지는 부모님의 성격, 이유가 뭘까요?

위로 상승하며 머리에 정체된 탁한 체액은
서서히 우리의 뇌를 압박하게 되는데요.
밤이 되면 이 압박이 더욱 심해지게 됩니다.

뇌의 불편한 자극으로 인해 밤에도 뇌의 불안정이
계속되니 결국, 수면에 큰 장애를 유발하게 됩니다.
**또한, 기혈이 아래로 잘 순환되지 못하므로 생식기
주변 생리 기능이 점차 약해지게 되는데요. 그 결과
아랫도리에서 잡아주는 힘이 쇠약해지게 됩니다.**

남성은 정(精)을 길게 잡아주지 못하니 조루증이,
여성은 소변을 잡아주는 힘이 약해지며 요실금이
나타날 수도 있습니다. 이런 상황에서는 '야간빈뇨'
증상도 점차 심해질 수 있겠죠?

밤에도 뇌가 불편한 자극에서 벗어나지 못하고
어렵게 잠이 들면 또 소변 때문에 잠을 깨버리니
결국, 잠드는 것이 점점 힘들어지게 됩니다. 이렇게
재생 시간의 숙면은 점차 요원해지는 것입니다.

우울증

이처럼 생식기에서 잡아주는 힘이 약해지고
방광이 아래로 눌리며 공간이 협소해지면,
방광에 소변이 조금만 차올라도 몸은 이를 견디지
못하게 됩니다. 즉 소변 저장 능력치가 줄어들며
'야뇨증'이나 '소변 발생 빈도'가 잦아지게 됩니다.

소변을 본 후 정신이 말똥해져 잠을 못 이루다가,
겨우 잠이 들면 다시 소변 때문에 잠이 깨버리는
힘든 상황이 반복됩니다. 또한, 상승한 체액이 뇌를

압박하고 있기에 한번 잠에서 깨면 다시 잠들기도
쉽지 않습니다. 이런 상황에서 매일 유입되는
화학성분으로 인해 체액의 오염이 점차 심해지면
부모님의 뇌는 더욱 예민해질 수 있는데요.

오염된 체액이 상승하여 머리를 압박하면
사랑과 행복, 불면과 밀접한 관련이 있는 뇌 속의
뇌간이란 부위도 자극을 받게 됩니다. 뇌간 주변은
뇌 장벽이란 뇌 보호망이 약하게 형성되어 있기에
대뇌와 달리 체액 오염에 쉽게 타격을 받습니다.[17]
그 결과 감정의 변화와 관련 깊은 호르몬의 분비에
문제가 발생할 수 있고 수면에도 장애가 나타날 수
있기에, 성격 역시 점점 부정적으로 변하게 됩니다.

---

17) 대부분 약의 화학성분은 뇌를 보호하고 있는 뇌 장벽(blood-brain barrier)을
통과하지 못한다. 하지만 각종 호르몬 분비와 깊은 관련이 있는 뇌간과 송과체
등 뇌실주위기관(circumventricular organ)은 뇌 장벽의 보호를 받지 못하므
로 체액 오염 정도에 따라 큰 영향을 받을 수 있다. 특히 '제3의 눈'이라 불리는
'송과체'는 사랑, 평화의 감정 및 깨달음과도 깊은 연관이 있다고 알려져 있다.

우울증 환자로 낙인되는 것은 한순간입니다.

젊은 사람도 잠을 못 자면 굉장히 예민해지죠?
그런데 그냥 있어도 힘든 나이에 불면증까지 겹친
상태입니다. 또한, 탁한 체액에 점령된 뇌는 본래의
밝은 감정과 행복감을 표출시키지 못합니다. **이런
상황에서 우울증에 걸리지 않은 부모님이 오히려
대단한 사람인 것입니다.**

이렇게 불면이 세속되년 봄과 마음은 항상 힘들고
각종 병증 역시 쉽게 출현하게 되는데요.

이런 상황에서는 짜증과 불안, 의심 같은 부정적인
감정이 그의 뇌를 점령하기 때문에 주변의 가족과
마찰도 점점 늘어날 수 있습니다.
이런 갈등이 심해지면 결국, 본인 스스로나 가족은
그의 정신에 어떤 문제가 있다고 판단할 수 있는데요.

**이런 경우 많은 분이 우울증 환자로 낙인이 되고
결국, 각종 약에 의존하다 정신없이 세상을 떠나게
됩니다. 이는 우리 주변에서 아주 흔하게 관찰되는
아주 안타까운 삶의 단면입니다.**

그들은 우울증 환자가 아닐지도 모릅니다.

표면적으로 보면 이 사람은 우울증 환자이므로
정신과 약물과 수면제를 먹는 것은 당연합니다.
그러나 각종 약 복용에 더해 만성적 수면 부족까지
겹치게 되면, 아마 위대한 성현(聖賢)들도 우울증
진단을 받을 수 있을 겁니다.

뇌세포로 맑은 체액이 순환되지 못하고
오염된 체액이 뇌를 계속 불편하게 하는 상황에서,
각종 병증만 계속 증가하는 악순환에 빠졌습니다.

이런 상황에 빠지면 누구나 우울증 환자가 될 수
있습니다. 또한, 그 고통의 늪에서 스스로 벗어나는
것이 힘들 수도 있습니다.

그를 고통의 늪에서 벗어나게 이끌어 줄 사람은
아직은 뇌가 편안한 다른 가족이나 친구뿐입니다.
그러므로 혹시 그런 분이 가족 중에 계신다면
되도록 그 상황을 이해하고 교감해주어야 합니다.

**가족의 그 이해와 교감 하나가, 배우자와 부모님의
남은 삶을 행복으로 이끄는 key가 될 수 있답니다.**

약藥

신기능 저하와 각종 화학 물질의 정체로 인해
체액이 탁해지고 뇌가 불편한 자극을 받게 되면,
감정에 관련된 각종 호르몬 분비에도 혼란이 유발되며
부정적 감정에 사로잡힐 수 있습니다.

이럴 땐 담배 한 대 물고 구수한 연기를 내뿜거나
친구들과 여행이라도 가면, 엔도르핀이 팡팡 분비되면서
잠시 기쁨을 느낄 수도 있겠지만,

무서운 고혈압과 뇌졸중 때문에 담배를 끊은 지는
오래고, 만날 수 있는 친구 역시 점점 줄어듭니다.

그냥 점점 외로워집니다.
세상에 혼자 남겨진 것 같습니다.
주변에 사람이 있어도 외롭습니다.

이처럼 고독하고 외로운 상황에서 의지하는 대상이
마음 수행이나 운동이라면 더할 나위 없이 좋겠죠?
하지만 안타깝게도 이때 이들의 의지처가 되는 건
매일 아침 마주하는 각종 약봉지와
밤에도 언제든 켤 수 있는 TV입니다.

상대방의 신경질은 본래 마음이 아닙니다.

이런 힘든 상황에 빠진 사람은 뇌의 각종 호르몬
분비에도 장애를 유발하기 때문에 부정적인 감정에
쉽게 장악당하게 됩니다.

자신도 뜻하지 않게 수시로 신경질을 내게 됩니다.
짜증이 반복되면 자식과의 사이는 점점 멀어지고
다정하던 남편은 아내에게 서서히 질리게 되며,
이해심 많던 아내도 수시로 짜증 내는 남편 때문에
몸과 마음에 병이 생기게 되는데요. 이런 상황에서

우리에게 가장 필요한 것은 과연 무엇일까요?
이럴 때 그 사람의 부정적인 감정에 맞대응하면
갈등의 골만 깊어질 수 있기에, 무엇보다도
'몸의 상황을 교감'해주는 노력이 필요합니다.

이런 상황에 빠진 부모님이나 배우자는 마치 미로
속에서 어디로 가야 할지 모르는 상태이기 때문에
가족만이라도 그 사람의 몸 상황을 인식할 필요가
있답니다. 몸이 처한 이런 현실을 교감한 후에야,
비로소 개선의 노력도 기대할 수 있기 때문입니다.

지금 부정적으로 변한 가족의 모습은 가짜입니다.
몸이 힘들어 본래의 마음을 잃어버린 상태입니다.

소중했던 부모님과의 시간을 떠올려보세요.
평소 표현은 서투르셨지만, 나를 걱정하며 지켜준
그 눈빛이 바로 그분의 본래 마음임을 잊지 마세요.

8장
약물 남용

당신은 약이 약을 부르는 악순환에

빠져있지는 않습니까?

수많은 병은
마치 수시로 변하는 구름과 비슷합니다.

이들은 나타나는 형태와 위치만 다를 뿐
서로 다른 병이 아닐 수 있습니다.

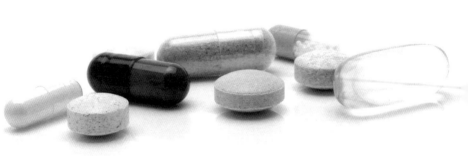

악순환

각종 화학물질 과다 유입으로 인한 체액의 오염과
신기능 저하가 더해지며 발생한 탁한 체액의 상승!
이렇게 뇌를 불편하게 하는 자극이 계속되면
점차 불면이 시작되며 수면제를 찾게 되는데요.

수면제 등에 오랜 시간 의존한 사람을 보면
뒷날 몸이 더 힘들어지는 경우를 많이 볼 수 있죠?
이런 상태에서는 생각과 감정 역시 우울해지므로,
항불안제 같은 약이 더해지는 경우도 많습니다.

이처럼 불면이 계속되고 복용하는 약이 늘어나면
신기능에 부담을 주기 때문에 체액은 점점 더 탁해
지게 됩니다. 체액 오염이 심해지면 염증 수치 역시
높아지므로 어깨나 머리, 등, 허리나 골반, 발바닥
등 각종 부위에 염증과 통증이 발생할 수 있는데요.

이렇게 몸 이곳저곳에 염증과 통증이 발생하면
소염진통제 같은 약물까지 추가 복용하게 됩니다.
이런 약물을 오래 복용하면 혈관 및 간과 신장에
부담을 줄 수 있다는 건 누구나 아는 사실입니다만,
통증으로 인해 생활이 힘겨운 상황에서 약에 대한
의존 없이 지낼 수 있는 사람은 참 드뭅니다.

하지만 각종 증상에 따른 약의 복용이 늘어나면
체액의 오염은 더욱 심해지기에 결국, '약이 약을 부르는
악순환'에 빠질 수 있음을 명심해야 합니다.

피부염

약물과 음식에서 유입된 각종 독소가 체액을 오염
시키면 그 독소는 피부의 모공으로 몰리게 됩니다.
그 결과 몸 곳곳에 염증과 가려움이 발생하는데요.
시간이 흐르며 독소는 체액의 흐름이 느린 부위에
집중적으로 정체되며 염증을 유발하게 됩니다.

즉 독소는 체액 흐름이 느린 팔과 다리가 접히는 곳
이외에도 체액 상승에 따리 머리보도도 쉽게 올라오기에
목, 얼굴, 두피에도 염증을 유발할 수 있답니다.

이런 이유로 인해 적합하지 않은 약을 오래 먹은 사람은
목, 얼굴이 심하게 붉어지는 경우가 많은데요.
이렇게 약물 남용으로 인해 발생한 피부염[18]이지만,
이런 경우 대부분은 스테로이드와 같은 약물을
추가 복용하게 됩니다.

그렇게 약이 약을 부르는 악순환이 시작됩니다.
근본 원인은 좌시한 채, 스테로이드제제에만 의지하면
뒷날 몸이 과연 어찌 될까요?
탁한 체액으로 인해 각종 병이 우후죽순 나타나고
있지만, 체액 오염을 심화시킬 수 있는 약의 복용은
계속 늘어나는 상황!

이것이 바로 현대의학의 큰 난제(難題)입니다.

---

18) 약에 대한 일종의 알레르기 반응 중 대표적인 것이 바로 가려움증과 두드러기
다. 면역세포가 약물을 해로운 것으로 인식하면 혈관을 확장시키는 물질이 분비
되고 혈관이 확장되면 몸이 붉고 가려워진다. 특히 소염진통제와 항균제가 가려
움을 잘 유발한다.(출처-헬스조선 2015.03.11. 이해나)

역류성 식도염

합성 약물이 무조건 나쁘다는 뜻이 아닙니다.
좋고 나쁨은 그 대상에 의해 결정되는 것이 아니라
사용하는 방법에 의해 결정되는 것이기 때문입니다.

이렇게 약물 남용이 계속되면 오염된 체액이 신체
곳곳으로 역류할 수 있는데요. 어떤 사람은 체액이
역류할 때 위장의 '위산'이 함께 동반되는 상황이
나타날 수 있으며 이는 '역류성 식도염'이란 병으로
표출됩니다.

물론 역류성 식도염이 발생하는 이유는 다양합니다.
20, 30대 젊은 사람들은 야식이나 폭식, 스트레스
같은 생활의 문제로 발생하는 경우가 대부분이지만,
중년 이후의 역류성 식도염은 신장기능의 저하와
자세 불균형으로 인하여 발생하는 경우가 많습니다.

그러므로 단순한 역류성 식도염뿐만 아니라 불면,
고혈압, 고지혈증 등 중년 이후 쉽게 나타나는 각종
병증을 극복하기 위해서는 **평소 체액이 아래위로
잘 순환되도록 노력하는 것이 가장 중요하답니다.**

숙면

두통, 위염, 갑상샘염, 피부염, 불면, 두통 등
이렇게 각종 병이 동시다발적으로 발생하게 되면
각 병증의 해소를 위해 여러 약물을 찾지만, 사실
이들이 나타나게 된 핵심적인 원인은 무엇입니까?

염증은 병의 근본 원인이 아닌 경우가 많습니다.
우리가 가장 근본적으로 고려해야 할 것은,
신장기능의 저하로 인한 체액의 오염입니다.

체액이 오염된 상태에서는 국소 부위의 문제들을
아무리 없애려 해도 근본적 해결책을 찾기는 더욱
힘들어지고 오히려 체액 정화에 중추인 신장기능에
더 큰 부담만 가중될 수 있습니다.

'불면증'이나 '우울증' 및 '위염' '피부염'은
마치 구름이 변화하는 것과 비슷합니다.
발병되는 형태와 증상의 위치만 다를 뿐
그것들은 서로 다른 병이 아닐 수 있습니다.

이들을 1대1 전투로 해결하려 하면 손에 쥐어지는
약봉지만 점점 늘어나게 되며, 결국 악순환의 늪에
빠질 수 있다는 것을 꼭 인지하고 있어야 합니다.

우선 자각하고 인식하는 것이 중요합니다. 왜냐하면
이 상황을 인지하고 관조할 수 있는 자신감이 바로,
힘든 시기를 극복하는 첫 단추가 되기 때문입니다.

우울증 환자와 성현(聖賢)의 차이는

이처럼 화학 물질로 오염된 체액이 뇌를 점령하면
불면뿐만 아니라 성격이나 생각 역시도 부정적으로
변할 수 있었죠?

마음이 힘드니 사는 것도 즐겁지가 않습니다.
기분이 우울하기에 몸을 움직이는 것도 귀찮습니다.
그러나 지금 나를 둘러싸고 있는 우울한 감정,
몸 곳곳에 느껴지는 기분 나쁜 통증들과 불편함은
절대 영원하지 않습니다.

우리의 감정이 변화하는 것은,

마치 날씨가 변하는 것과 비슷합니다.

지금의 우울한 감정은,

평소 몸을 적절히 움직이고 활용함에 따라

언제 그랬냐는 듯 사라질 수 있는

구름과 같은 존재일 뿐입니다.

그렇게 점차 몸의 불균형을 회복하게 되면,

분명 마음도 편해지고 정신 역시 맑아지게 됩니다.

'우울증 환자'와 '성현'(聖賢)은

딱, 종이 한 장 차이입니다.

문제 해결의 첫 단추는 바로 '숙면'입니다.

이 복잡한 상황을 극복하기 위해 우리가 우선해야
할 것은 바로 체액을 맑게 변화시키는 노력인데요.
그럼 체액을 맑게 유지하는 생활 속 비결은 과연
무엇일까요?

이 상황을 해결하기 위한 첫 단추가 바로 숙면입니다.
적절한 숙면이 이루어지면 혈액과 림프액의 상태가
서서히 정상화되고 신장기능도 회복될 수 있습니다.

또한, 수면이 정상화되어야 자신이 처한 몸 상황을
객관적으로 인식할 수 있으며 감정의 불균형 역시
정상화될 수 있습니다.

그러므로 힘들어하는 가족을 위해 우선해야 할 일은
**바로, 그가 불면증을 최대한 극복할 수 있도록
도와주는 것입니다.**

상하순환

수면을 통해 체액과 세포가 재생되면, 고혈압뿐만
아니라 당뇨, 뇌졸중, 치매 등 수많은 병증을 멀리
할 수 있기에, '불면 극복'이 바로 부모와 배우자를
지키는 비결이 될 수 있습니다.

**중년 이후 불면을 극복하기 위해서는 뇌로 역류한
탁한 체액을 아래로 순환시킨 후, 힘든 뇌를 편안히
해주는 것이 핵심입니다. 즉 '상하 순환' 활성화가
불면을 극복하는 비결인 것입니다.**

명문화란 척추의 순환을 중심으로 하여 뇌와 부신까지의 순환시스템과 매우 깊은 연관이 있습니다. 그래서 우리는 평소 '상하 순환'을 잘 유지하도록 노력해야 합니다. 그렇지 않으면 뒷날, 열효율[19]이 떨어진 낡은 보일러처럼, 기름만 많이 먹는 몸이 될 수도 있습니다.

상하 순환이 양호해지면 명문화가 강력히 타오르고 뇌의 안정화도 자연스럽게 이루어지기에, **상하 순환을 위한 노력이 바로 몸과 마음의 행복을 지켜나가는 건강의 비밀이 되는 것입니다.**

---

19) 운동 등으로 체온이 상승할 때 세포에서 나오는 단백질인 HSP는 면역세포와 림프구를 활성화하여 면역력을 강화하고 엔도르핀 분비를 촉진하여 육체적, 정신적 통증을 완화하며 세포의 정상적인 기능을 도와준다. 하체 운동이나 걷기, 반신욕, 뜸 등 명문화를 강화에 도움이 되는 온열 요법들이 HSP를 활성화할 수 있다고 유추된다.

상하 순환이 건강 비결입니다.

병(病)이란 막히고 정체됨에서 비롯되기에
건강함이란 곧, '기혈 순환의 양호함'입니다.

우리 몸의 가장 중요한 순환 체계가 바로
뇌에서 신장, 부신으로의 체액 순환입니다.
쉽게 말하자면 상하 순환 체계라고 할 수 있습니다.
상하 순환은 여러 원인에 의해 방해를 받지만,
중년 이후 가상 흔한 원인 중 하나가 바로,
'신장기능의 저하'와 '자세의 불균형'입니다.

즉 인체의 상하 순환[20]을 양호하게 유지하고
잦은 불면과 체액의 오염을 극복하기 위해서는
신장을 건강하게 유지하는 것이 참 중요한데요.

그럼 신장을 건강하게 유지해나가려면
평소 어떠한 노력을 해나가야 할까요?

---

20) 신장과 심장의 기운이 원활하게 교류되는 한의학적 생리 기전인
　　'수화지교'(水火之交) 및 '수승화강'(水升火降)의 개념을 의미한다.

9장
몸의 재생

생명 유지의 불꽃!

명문화를 강화하는 비결은?

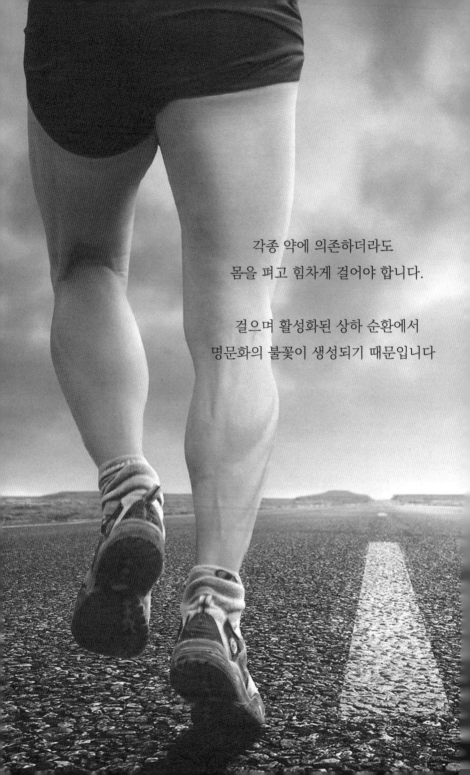

각종 약에 의존하더라도
몸을 펴고 힘차게 걸어야 합니다.

걸으며 활성화된 상하 순환에서
명문화의 불꽃이 생성되기 때문입니다

식약동원 食藥同原

음식과 약은 하나라는 뜻의 식약동원(食藥同原)!

몸의 재생을 위해 굳이 약을 찾을 필요는 없습니다.
그 독소 유입의 원인이 먹는 것에서 비롯되었다면
그것을 빼낼 수 있는 해법도 먹는 것에 있습니다.

만약 간식으로 라면을 자주 먹는다면
체액은 탁해지고 소중한 미네랄은 고갈되겠지만,

라면 대신 검은콩이나 토마토를 간식으로 먹는다면
체내 각종 독성 물질들은 해독, 배출되는 동시에
미네랄은 보충되며 신장기능도 살아나게 됩니다.

맛있는 라면 대신, '검은콩'을 선택한 인내심으로
인하여 우리의 소중한 신장은 점차 살아날 것이며,
체액의 독소 역시 점차 해소될 수 있기에 불면과
우울증도 서서히 개선될 수 있습니다.

**내 몸과 마음을 힘들게 한 것도 '식'(食)이고
이를 되살리는 것도 바로 '식'(食)에서 비롯됩니다.**

모든 자연 음식들은 귀한 약(藥)입니다.

단지 검은콩과 토마토만 특별한 것이 아니겠죠?

모든 자연 음식들은 귀한 약(藥)과 같습니다.

그래서 '식약동원'(食藥同原)입니다

자연의 食과 藥은 잘 돌고 잘 빠집니다.

반대로 가공된 食과 藥은 입에서는 잘 들어가지만

몸에서는 잘 빠져나가지 않고 쉽게 정체됩니다.

화학물질은 몸이 받아들이기 힘든 이물질로, 오랜

기간 섭취하면 신체 곳곳에 정체될 수 있는데요.

몸은 그 생소한 물질을 배출하기 위해 노력합니다.
토마토, 상추, 해초, 가지, 포도 등 자연 음식들은
그런 독소들을 배출시켜주는 힘을 지니고 있습니다.
그러나 각종 식품첨가물과 약물이 매일 투입된다면
독소는 체액과 오장육부에 점점 쌓이게 됩니다.

타지 않은 유리나 플라스틱 등이 쌓이면 아궁이의
불꽃이 서서히 꺼지는 것처럼, 우리 몸에도 담음 및
혈전이나 요산, 중금속, 화학물질 등의 각종 독성
물질이 계속 정체하면 명문화 역시 꺼지게 됩니다.

**이렇게 연소 되지 못하는 독소가 체내에 축적되면
세포는 숨이 막혀 죽을 지경에 이르게 됩니다.
그 결과, 몸은 주인에게 SOS를 보내게 되는데요.**

잘 넣고 잘 돌리는
생활 속 노력이 중요합니다.

내 몸이 보내주는 그 SOS 위급 신호가 바로
당뇨나 고혈압 같은 각종 수치 변화가 되겠습니다.

이때 몸이 보낸 그 신호는 아마 약물을 추가하라는
의미보다 아궁이를 깨끗이 청소해달라는 뜻이겠죠?
하지만 몸의 주인은 각종 수치가 변화된 것을 보고
또 약물을 추가해버리니, 몸은 답답할 지경입니다.
우리는 땔감 잘 넣고 잘 돌리고 잘 빼려는 생활 속
노력을 우선시하여야 합니다.

내 몸의 수치를 통제하기 위한 약물의 복용은
그러한 생활 속 노력이 힘든 상황에서 선택할 수
있는 수단입니다.

먼저 음식을 잘 넣어주는 것이 가장 중요합니다.
즉 몸에 들어가는 연료를 자연 음식으로 선택한 후,
평소 명문화 강화를 위한 노력이 이어져야 합니다.
자연 음식을 잘 넣은 후, 잘 돌려주기만 하면
명문화의 불꽃은 분명히 되살아나게 되니까요.

맑은 음식을 즐기며 적당히 신체를 움직여주면
체액과 기혈(氣血)의 상하 순환 역시 정상화됩니다.
**체액의 상하 순환이 정상화된다면, 불면부터 각종
만성병 역시 최소화될 수 있습니다. 중년 이후 삶의
행복을 보장 받기 위해서는 상하 순환을 위한 노력이
필수적인 것입니다.**

하체운동

자연 음식을 통해 고급 연료를 충전했다면
다음 단계는 바로 그 연료를 각 발전소로 전달하여
명문화의 불꽃을 극대화해주는 것인데요.
우리 몸의 발전소란 바로 세포 속 공장을 의미하며
그중 가장 큰 비중을 차지하는 부위가 바로 하체에
속한 근육조직이랍니다.

엉덩이, 허벅지 등의 하체 근육에서 명문화 불꽃이
생산되고 젊음을 유지하는 성호르몬도 보충됩니다.

즉 평소 명문화를 강화해주는 핵심 비결은 바로
〈하체 근육〉을 유지해주는 것이랍니다.

운동을 통해 근육세포에서 발산되는 에너지는
명문화의 불꽃을 키워주는 핵심적인 물질이며
상하 순환 유지에도 아주 중요한 역할을 합니다.
그러므로 근육 손실이 빨라지는 40세 이후부터는
무엇보다도 하체 근육의 유지가 중요합니다.
걷기부터, 등산, 자전거 타기, 스쿼드 등,
자신에게 적합한 하체 운동을 시작해봅시다.

꾸준한 하체 운동을 지속하면 뇌를 예민하게 했던
탁한 체액 역시 점차 하강할 수 있습니다.

"불면의 극복은 하체 운동으로부터 시작됩니다."

꾸준한 걷기로 불면을 극복합니다.

하체 운동과 상하 순환의 기본은 〈걷기〉입니다.

걸을 때 중요한 상하 순환이 이루어지고 명문화의

불꽃도 살아나게 됩니다. 즉 상하 순환을 통해

명문화와 기화 작용이 되살아나면 머리로 역류하였던

탁한 체액 역시 정상화될 수 있습니다.

그럼 뇌 역시 서서히 편안해질 수 있겠죠?

즉 상하 순환을 통한 불면의 극복을 위해서는

꾸준한 '걷기'가 최고의 명약(名藥)인 것입니다.

오랜 시간 앉아 있는 것은 명문화를 약하게 하고
상하 순환을 불량하게 하는 가장 큰 원인입니다.

불면은 상하 순환으로 극복해야 합니다.
'오랜 좌식 생활'은 상하 순환을 방해하고 명문화를
약하게 만드는 가장 큰 적(敵)입니다.

상하 순환을 위한 수단들은 참으로 많습니다만,
일상 속에서 누구나 쉽게 할 수 있는 방법은 바로
걷기입니다. **즉 명문화를 되살리고 뇌를 편안하게**
해주는 가장 손쉬운 수단은 바로 꾸준한 걷기[21] 가
되겠습니다.

---

21) '꾸준한 걷기'는 고혈압 및 당뇨, 우울증 개선, 골다공증, 불면과 치매 및 뇌졸중
예방에 효능 있음이 증명되었다. 그러나 평소 허리나 무릎, 발목에 통증이 심하
다면 굳은 부위를 이완한 후에 걷는 양을 서서히 늘려나가야 한다.

걷기

걸을 때 우리의 뇌는 행복해집니다. 걸으면 소중한
기화 능력이 회복되며 체액의 순환이 이루어지고
행복에 관련된 호르몬 분비도 원활해질 수 있기에,
예민해졌던 뇌의 불편함은 점차 줄어들게 됩니다.

우울한 감정이 자신을 감싸기 시작할 때는
걷기를 통해 그 어두운 구름을 날려버려야 합니다.
또 불면의 그림자가 다가온다면 지금 당장 어깨를
펴고 걷기부터 시작해야 합니다.

가만히 앉아 부정적 감정에 사로잡히면 안 됩니다.
그럼 손에 쥐어지는 약봉지만 점점 늘어나게 되고
감정 컨트롤은 더욱 힘들어질 수 있습니다.

그때의 판난력과 감정은 가짜입니다.
걷고 뛰고 난 후의 당신의 감정이 본래 마음입니다.

움츠린 몸과 마음을 활짝 펼쳐야 합니다.
오래 앉아 있으면 몸과 마음이 점점 움츠러듭니다.

움츠러들면 상하 순환이 단절됩니다.
지금 당장 일어나 몸과 마음을 펴고 걸어야 합니다.
걷다 보면 그다음 할 일이 분명 떠오르게 됩니다.

아침 걷기

숙면을 위해 걷기를 시작하신다면 떠오르는 해를
보며 걷는 '아침 걷기'를 1순위로 추천합니다.

사람도 식물처럼 자연의 빛을 흡수해야 합니다.
아침에 햇빛을 볼 때 행복 호르몬인 세로토닌과
비타민D 같은 중요 호르몬들이 생성됩니다.

아침에 빈틀어신 세로토닌은 밤이 되면
수면을 유도하는 호르몬으로 변화합니다.

즉 아침에 햇빛을 받으며 걷는 그 순간,
숙면을 위한 연료가 만들어지는 것입니다.
그러나 아침부터 밤까지 전구 빛만 보고 지낸다면
그 누구나 수면에 장애가 발생할 수 있으며 면역력
역시 급격히 저하될 수 있습니다.

물론 며칠 걷는다고 해서 몇 년간 축적되어온
몸의 불균형이 그리 쉽게 바뀌지는 않을 것입니다.
그러나 불면 극복을 위한 가장 기본적인 노력은
바로 아침에 햇빛을 느끼면서 걷는 것이고,
햇빛을 보면서 몸을 펴고 활기차게 걷는 것은
불면과 각종 만성병을 극복하는 비결인 동시에,
뇌의 부정적인 감정과 습관을 제거하는 비결입니다.

각종 약을 평생 먹더라도 매일 걸어야 합니다.
걷고 뛰면서 이루어진 상하 순환을 통해 명문화를
유지하는 힘이 샘솟기 때문입니다.

저녁 걷기

상하 순환 활성화로 불면을 최대한 늦추는 것!
그것이 바로 각종 성인병을 예방할 수 있는 건강의
핵심 비결이 됩니다.
그래서 우리는 어깨를 펴고 매일 걸어야 합니다.
몸을 펴고 자주 움직여야 상하 순환이 이루어지며
뇌가 불편한 자극에서 벗어날 수 있기 때문입니다.

우울증이 있더라도 전혀 문제없습니다.
불면이 심해진 상태더라도 늦지 않았습니다.

깊이 숨을 쉬며 이곳저곳 걸어 다녀야 합니다.

그런데 오전 걷기만으로는 뭔가 부족함을 느낀다면
'저녁 걷기'도 병행해봅시다. 저녁 시간의 걷기는
취침 시 숙면을 위한 체온 변화를 유도해주고 교감
부교감 신경의 균형 유지에 큰 도움이 됩니다.

일과 후 걸어서 귀가하면 자연스럽게 저녁 걷기를
실시할 수 있겠죠? 그리고 샤워(가능하면 반신욕이나
족욕 실시) 후 잠자리에 누워 '발끝 치기 운동'[22] 을
5분 정도 해보세요. 숙면뿐만 아니라 건강에도 큰
도움이 될 수 있답니다.

---

22) 취침 전 반신욕 및 발끝 치기 운동은 상하 순환을 활성화하여 숙면을 유도하는
좋은 수단이 된다.

걷는 것은 좋은 수행도 된답니다.

걸으면 뇌의 불편한 자극이 감소하면서
행복과 사랑의 감정은 점점 충만해지고
불면과 우울증은 서서히 줄어들게 됩니다.

이렇게 걷는 것을 통해 상하 순환이 양호해지면
잠자고 있던 우리의 정신적 능력도 극대화됩니다.
역사적으로 정신적 능력이 뛰어났던 사람들은
걷기가 삶의 중요한 부분이었다고 하듯,

세계적으로 존경을 받았던 다양한 사람들과
우울증 환자와의 가장 중요한 차이는 바로
우리의 몸을 어떻게 활용하느냐에 달려 있으며
일상에서 몸을 활용하는 가장 쉬운 방법 중, 하나가
바로 어깨를 사인스럽게 펴고 자주 걷는 것입니다.

30대든 70대든 건강의 갈림길은 누구나 맞이하게
됩니다. 그때 약에만 의지하면 답을 찾을 수 없기에
평소 상하 순환을 위한 노력이 필수적인 것입니다.

앉아 있는 시간을 최대한 줄이고 꾸준히 걸으세요.
그럼 몸이 알아서 돌리고 빼줍니다. 그렇게 잘 넣고
잘 돌리면 상하 순환이 살아나며 몸은 재생됩니다.

우리 몸은 놀라운 재생의 능력이 있습니다.
그리고 그 중심에는 〈음식 · 숙면 · 상하 순환〉
이 3가지가 있다는 것을 꼭 기억하시기 바랍니다.

헤어지는 글

최근 코로나바이러스 백신 개발을 위해 각국에서

많은 연구가 이루어지고 있죠? 필자 역시 완치율

높은 백신이 속히 개발되기를 희망하고 있습니다.

그러나 완벽한 백신 개발은 참 어려운 일입니다.

지금까지 백신으로 감기나 독감을 정복하지 못했던

것처럼, 대증치료만으로 우리 몸의 병을 정복한다는

것은 인체 원리로 볼 때 참으로 어려운 일입니다.

마치 산속 개울에 사는 모기와 세균을 없애기 위해

각종 화학약품을 뿌리면 결국 옹달샘이 망가지고,

얼마 후 강력한 내성을 지닌 각종 세균과 벌레가 더욱
창궐하는 것과 같습니다. 즉, 몸의 생리기전 중,
일부를 차단하는 약은 일시적 억제 효과는 좋겠지만,
우리 몸이 감당해야 하는 부작용 역시 큰 법입니다.

또한, 각종 세균과 바이러스, 암세포 등은 인간의
삶에서 완전히 박멸시킬 수 없는 존재들입니다. 즉
이들을 억누르고 없애려 할수록 2차적 피해는 더욱
커질 수 있다는 것을 인지해야 합니다.

세균, 바이러스는 탁한 물을 아주 좋아합니다.
잘 흐르는 맑은 물보다 고여 있는 물을 좋아합니다.
이들은 몸의 여건에 따라 나타났다가 사라지기를
반복하는데, **이 '몸의 여건'이란 바로 우리 몸의
액(液)상태를 의미합니다.**

현재 당뇨 및 심혈관계질환, 고혈압, 뇌졸중 등의 환자가
코로나바이러스에 특히 취약하다고 하죠?
이들은 모두 액(液)의 오염과 연관 깊은 병입니다.

위생 여건이 나빠도 각종 바이러스가 쉽게 번창하겠지만 더욱 중요한 것은 바로 체액 오염 정도이며 체액 상태를 결정하는 핵심 요소 중 하나가 바로 '음식'입니다.

체액이 오염된 상태에서는 그 어떤 약물도 한계가 있을 수밖에 없으며 바이러스의 극복 시간도 아주 오래 걸릴 수밖에 없습니다. 즉 림프액이나 혈액을 탁하게 만드는 식생활을 개선하는 것이 우선입니다.

한국인이 김치를 즐기기 때문에 코로나바이러스를 이겨냈다고 하는 발표를 봤습니다만, 단지 김치에만 해당될까요? 된장이나 마늘도 마찬가지일 겁니다. 햄버거 vs 된장! 누구나 유추할 수 있는 개념이죠?

우리는 굳이 이런 연구결과에 좌지우지될 필요가 없습니다. 중요한 것은 평소 맑은 물이 잘 순환되는 몸을 유지하는 것입니다

맑은 체액이 잘 순환된다는 것은 바로 심장과 신장을
중심으로 한 상하 순환시스템'의 원활함을 뜻합니다.

평소 체액을 맑게 유지한다면 코로나 바이러스가
혹여 우리 몸에 침입하더라도, 아마 큰 전투 없이
조용히 사라질 수 있을 것입니다.

현재 각종 치료법이 대부분 대증치료에 편중되어
있지만, 미래에는 맑은 체액 유지와 '상하 순환'을
위한 수단들이 건강의 중심이 되고 대증요법들은
보조적 수단이 되는 사회로 점점 변해나가야 하지
않을까요?

상하 순환을 유지하는 생활습관이 바로
평생의 건강을 지켜나가는 비결이며,
지금이 바로 이에 대한 고민을 시작할 때입니다.

아침 걷기는 명문화 생성의 첫 단추입니다.
각자 마음에 드는 문구를 읊조리며 걸어볼까요?
아마 그 즐거움은 배가 될 것입니다.

독자님이 좋아하는 구절은 무엇인가요?
성경, 위인의 명언 그 무엇이든 좋습니다.
필자는 매일 '묘법연화경'의 구절을 지니는데요.

저마다 좋아하는 아름다운 문구를 음미하며
우리 같이 활기차게 걷고 움직여봅시다.
그렇게 걷다 보면 저 깊은 곳 본연의 당신이,
평온함과 자신감을 선물해줄 것입니다.

'몸의 교감'을 마치며 李 爀

"걷기는 사람에게 최고의 약이다."

Walking is man's best medicine.

<히포크라테스>

이미지 출처

1부. Image by Alemko Coksa from Pixabay

1장. Image by ATDSPHOTO from Pixabay

2장. Image by Joyjit Chowdhury from Pixabay

3장. Image by webandi from Pixabay

2부 Image by skalekar1992 from Pixabay

4장. Image by ColiN00B from Pixabay

5장. Image by Hans from Pixabay

6장. Image by 955169 from Pixabay

3부. Image by Sabine van Erp from Pixabay

7장. Image by Nathan Wright from Pixaba

8장. Image by Bru-nO from Pixaba

9장. Image by composita from Pixaba

마지막 Image by free-photo from Pixabay

몸의 교감

ⓒ 이 혁. 2020. 11월 20일

이 혁 (Golden Lotus) 글 쓰고 연화경이 펴내다. 남계(南溪)선생,
우인 선생, 우담, 이위재, 양윤서가 조언하였다. 내의는 최주호, 외투는 당아,
타라가 인쇄와 제본을 맡았다. 도서출판 연화경은 낙조가 아름다운 부산광역시
사하구 다대동에 위치하며 (1014번지 2층) 전화 번호는 051-715-1079, 이메
일은 lotusbook@naver.com이다.(개인적 건강상담 및 약에 관한 문의는 작가
에게 전달되지 않음을 양해 바랍니다.)

초판 1쇄 2020년 11월 20일

ISBN 979-11-972341-0-1 03510

이 도서의 국립중앙도서관 출판예정도서목록(CIP)은 서지정보유통지원시스
템 홈페이지(http://seoji.nl.go.kr)와 국가자료종합목록 구축시스템(http://
kolis-net.nl.go.kr)에서 이용하실 수 있습니다.
(CIP제어번호 : CIP2020046704)

오늘의 병은 어제의 마음에서 비롯되었고
현재의 마음은 내일의 병을 만들어간다.
병은 내 마음에서 만들어내는 것이다.

오늘의 건강은 어제의 마음에서 비롯되었고
현재의 마음은 내일의 건강을 만들어간다.
건강은 내 마음에서 결정되는 것이다.

- 흰띠 한약사 -

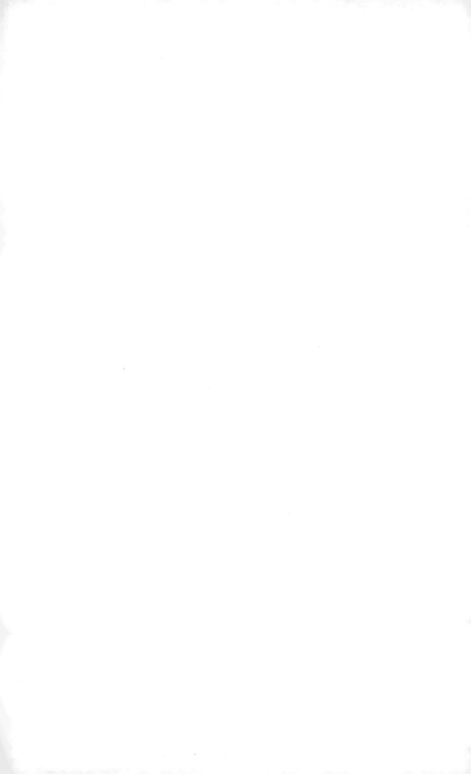